Claude Lambert

Analyse des sous populations lymphocytaires

Claude Lambert

Analyse des sous populations lymphocytaires

par Cytométrie en Flux

Presses Académiques Francophones

Impressum / Mentions légales
Bibliografische Information der Deutschen Nationalbibliothek: Die Deutsche Nationalbibliothek verzeichnet diese Publikation in der Deutschen Nationalbibliografie; detaillierte bibliografische Daten sind im Internet über http://dnb.d-nb.de abrufbar.

Information bibliographique publiée par la Deutsche Nationalbibliothek: La Deutsche Nationalbibliothek inscrit cette publication à la Deutsche Nationalbibliografie; des données bibliographiques détaillées sont disponibles sur internet à l'adresse http://dnb.d-nb.de.

Coverbild / Photo de couverture: www.ingimage.com

Verlag / Editeur:
Presses Académiques Francophones
ist ein Imprint der / est une marque déposée de
AV Akademikerverlag GmbH & Co. KG
Heinrich-Böcking-Str. 6-8, 66121 Saarbrücken, Deutschland / Allemagne
Email: info@presses-academiques.com

Herstellung: siehe letzte Seite /
Impression: voir la dernière page
ISBN: 978-3-8381-7158-6

Analyse des sous populations lymphocytaires

par cytomètrie en flux

Claude LAMBERT

MD, PhD HDR
Laboratoire d'mmunologie
& *Ecole Nationale Supérieure des Mines*
CNRS UMR5307 Lab. Georges Friedel (LGF)
SFR INSERM Ingeneering and health IFRESIS 143
CHU SAINT-ETIENNE

Abreviations :

- APC   Cellule présentatrice d'antigène
- APC-Cy7   APC-Cyanine 7
- CD   Cluster de différentiation
- CMF   Cytomètrie en flux
- CMH   Complexe Majeur Histo-compatibilité
- DN   Lymphocytes T double négatif CD4-/ CD8-
- DP   Lymphocytes T double Positif CD4+/ CD8+
- EDTA   Ethylene Diamine Tetra Acetique Acid
- ECP   Early Common Precursor
- ELP   Early Lymphocyte Precursor
- ERK   Extracellular signal regulated kinase
- FITC   IsoThiocyanate de Fluorescéine,
- FRET   Fluorescence par transfert d'énergie raisonnante
- FS   Forward Scatter
- HCV   Virus de l'hépatite C
- HIV   Virus d'immuno-déficience humaine
- ICAM   Inter cellular Adhesion Molecule
- ITAM   Immunoreceptor tyrosine based activating motif
- JNK   c-jun kinase
- LAT   Linker for activated T cells
- LFA   Leukocyte Function Associated   Antigen 1
- LT CD4+CD8dim   Lymphocytes T CD4+ CD8diminué
- MAPK   mitogen activated protein kinase
- MFI   Moyenne d'intensité de fluorescence
- NF-κB   Nuclear Factor -κB
- NFAT   Nuclear Factor of activated T cells
- NK   Lymphocytes NK
- NKT   Lymphocytes T NK
- nm   nanomètres
- OCUS   Oligoclona clonopathy of Undetermined Significance
- p   Peptide
- p-CMH   Complexe peptide - CMH
- PE   Phycoérythrine
- PE-Cy5   PE-Cyanine 5
- PE-Cy7   PE-Cyanine 7
- PerCP   Proteine Péridine Chlorophyle
- PE-TR   PE- Rouge Texas
- PKC   Protein kinase C
- PLC   Phospholipase C
- PMT   Photomultiplicateurs
- PTK   Protein Tyrosine kinase
- SIDA   Syndrome d'immunodéficience aiguë
- SMAC :   Supra Molecular Activation marker
- SP   Lymphocytes T simple positif CD4+ ou CD8+
- SS   Side Scatter
- T   Lymphocyte T (CD3+)
- T αβ   Lymphocytes T exprimant le TCRαβ
- TCR   Récepteur de la Cellule T
- T CD4dimCD8+   Lymphocytes T CD8+ CD4diminué

- T CD4+CD8dim   Lymphocytes T CD4+ CD8diminué
- T CD8αα   Lymphocytes T CD8 homodimère αα
- T γδ   Lymphocytes T exprimant le TCRγδ
- T $_{CM}$ Lymphocytes T mémoires centraux
- T $_{EM}$ Lymphocytes T memoires effecteurs
- ZAP-70   ζ chain associated protein kinase of 70 kD

RESUME

L'immuno-marquage multiple des lymphocytes T par cytométrie en flux permet d'observer plus de phénotypes que les deux isotypes conventionnels T CD4+ et T CD8+.

Ces observations sont basées sur la combinaison de marqueurs habituellement utilisés mais rarement tous associés ainsi que sur le niveau d'expression membranaire. Ces données ne peuvent être reproductibles qu'au prix d'une standardisation rigoureuse de la préparation et des réglages du cytomètre et l'élimination de possibles artefacts.

Nous décrivons les lymphocytes T CD4+CD8dim, T CD4dimCD8+, T CD3fort (Tγα), T CD8αα, T CD8dim et T CD8+CD56+. Les trois derniers sont encore peu détaillés. Seules quelques observations ont déjà été rapportées dans la littérature. Certaines combinaisons (doubles positifs CD4+/CD8+) sont observées sur le thymocyte immature mais, classiquement, pas dans le sang périphérique. Il était donc nécessaire de distinguer les isotypes doubles positifs dans le sang périphérique de formes immatures qui auraient pu s'échapper du thymus. L'expression réduite d'un marqueur (« dim ») peut être induite par l'activation du lymphocyte. Il était donc nécessaire d'éliminer une activation récente.

Bien que le travail en l'état se limite à des descriptions phénotypiques, nous avons cherché à connaître la pertinence physiologique possible de ces expressions aberrantes en faisant une courte revue de la littérature sur les étapes de la lymphopoïèse, les mécanismes d'orientation vers une lignée particulière et les processus d'activation lymphocytaire spécifique. L'expression d'un marqueur membranaire étant dépendant de son utilité, nous émettons l'hypothèse que ces isotypes non conventionnels ont une activité immunitaire particulière, soit habituellement minoritaire ou restreinte à certains sites soit induite. Des études fonctionnelles devraient éclaircir ce point. Nos résultats ne permettent pas de préciser si leur émergence est un processus actif (éventuellement chronique) ou est séquellaire d'une sollicitation passée.

Certaines populations ont une diversité très restreinte. Nous les avons qualifiées d'oligoclonales à défaut de pouvoir confirmer leur monoclonalité. Compte tenu de la grande diversité du système immunitaire T, il est peu probable que cette restriction soit fortuite. Elle peut être réactionnelle mais doit être distinguée des authentiques syndromes lymphoprolifératifs aux phénotypes parfois proches. Nous situant alors dans la situation frontière entre physiologie et pathologie, nous avons proposé de qualifier ces populations de « dysclonotypie oligoclonale de signification indéterminée » par analogie avec le concept de « dysglobulinémie monoclonale de signification indéterminée ». Des études complémentaires devraient permettre de clarifier cette hypothèse et éventuellement de définir des critères pronostiques.

INTRODUCTION

La numération des lymphocytes T circulants, non tumoraux, est l'analyse la plus courante dans le diagnostic et le suivi des troubles de l'immunité cellulaire.

La numération des lymphocytes T est maintenant effectuée par cytomètrie en flux (CMF). Cette technologie récente (les premiers cytomètres datant des années 1980) s'est fortement développée et les instruments actuels, très sensibles, avec de nombreux détecteurs et à haut débit, permettent de caractériser très finement les cellules (ie : lymphocytes…). Les instruments actuels permettent l'analyse multiparamétrique (de 4 à 8 paramètres simultanés – Carayon 1991, Baumgarth 2003, Luider 2004-), à grand débit (200 à 10000 cellules / sec), individuelle (cellule par cellule) d'un grand nombre de cellules (10 à 100 000 cellules par analyse). La CMF est particulièrement adaptée pour les analyses de cellules en suspension, par le jeu des combinaisons de marqueurs et la distinction du niveau d'expression de chaque marqueur (la moyenne de fluorescence émise est proportionnelle à la densité d'expression de l'antigène).

La standardisation des préparations des échantillons (Task force 1997, NIAID 2000) a permis d'obtenir une très bonne reproductibilité, dans le temps au sein d'un laboratoire, mais également entre différents laboratoires. L'utilisation de calibrations permet d'obtenir des numérations en valeurs absolues très précises. Les instruments sont pilotés par des logiciels informatiques qui permettent de sélectionner électroniquement et séquentiellement des populations selon les paramètres analysés (fenêtres). La stratégie de fenêtrage a un rôle déterminant dans l'identification et la quantification cellulaire et peut être délicate. Des éléments rares peuvent ainsi être détectés au sein d'une population hétérogène jusqu'à une sensibilité très basse (1 cellule sur 10^3 ou même 10^4) avec les nouveaux instruments et une stratégie de fenêtrage appropriée.

Ses applications médicales les plus courantes sont en immunologie et en hématologie mais des applications en cancérologie et microbiologie sont utilisées. La numération des lymphocytes T circulants a été très développée depuis l'apparition du SIDA qui est caractérisé par une décroissance progressive du nombre de lymphocytes T CD4+ et une augmentation compensatoire des lymphocytes T CD8+ dans les stades précoces de la maladie. La variation de la lymphocytopénie est corrélée à l'activité de la maladie ou à la concentration de virus (charge virale). Elle se corrige lorsque le traitement est efficace et réapparaît en cas d'arrêt des traitements. L'importance du suivi a incité à une standardisation de la technique pour permettre une bonne précision et reproductibilité dans le temps et entre laboratoires, notamment en valeurs absolues. Des programmes de contrôle de qualité internationaux en attestent (Barnett 1996, Baudoin 1999, Bergeron 2002, Mandy 2002, VanBlerk 2003).

D'autres applications de suivis de la lymphocytémie sont pratiquées pour les immunodépressions primaires (très rares, comme le syndrome de DiGeorge) ou induites par des immunosuppresseurs (allogreffes tissulaires ou d'organe). Elle permet également de suivre la reconstitution immunitaire après greffes de moelle ou de cellules souches.

Les évaluations fonctionnelles lymphocytaires sont possibles par cytomètrie (phénotype d'activation, secrétions de cytokines, prolifération) mais plus rarement explorées en dehors de protocoles de recherches.

Les applications hématologiques sont surtout développées pour le phénotypage des syndromes prolifératifs (lymphocytaires ou myéloïdes). Il existe également des applications pour l'analyse des plaquettes et globules rouges.

La CMF et donc particulièrement adaptée à l'identification et la numération des lymphocytes T circulants. L'usage veut que seules les sous-populations T D4+ et CD8+ soient considérées en clinique, notamment pour le suivi du SIDA.

Cependant, la population lymphocytaire T ne se résume pas à ces deux sous-populations. Elle est extrêmement diverse (estimée à plus de 10^{10} spécificités différentes dans l'organisme (M. Davis 1988). Sa diversité dépend étroitement d'interactions avec le milieu extérieur et commensal et évolue constamment dans le temps selon les stimuli occasionnels, le contexte micro-environnemental (inflammatoire). La taille globale de la population est finement régulée (homéostasie) pour être contenue dans un organisme au volume constant. Sa distribution est donc dynamique et très complexe. Une très grande capacité d'adaptation à l'environnement les expose à de nombreux risques de dysfonctionnement. Il nous paraît envisageable d'attendre des anomalies de distribution dans certaines circonstances pathologiques avec disparition de quelques fractions de population et prolifération d'autres fractions.

Analyser une population aussi complexe avec seulement deux paramètres (lymphocytes T CD4+ ou T CD8+) paraît donc extrêmement réducteur et peut expliquer le manque d'intérêt des cliniciens pour cette analyse, même dans les pathologies qui font clairement intervenir des lymphocytes T comme les maladies auto-immunes (lupus érythémateux disséminé, sclérodermie, polyarthrite rhumatoïde, dermatopolymyosite, maladies intestinales inflammatoires..) et les infections virales chroniques (CMV, VHC, VIH…) ou encore les hypersensibilités (eczémas, asthme…).

Apports séméiologiques de la cytomètrie :

La pratique quotidienne de l'analyse numérique de lymphocytes dans ces conditions nous a permis d'observer que la simple analyse de marqueurs usuels mettait en évidence de nouvelles combinaisons de marqueurs autres que les lymphocytes conventionnels (CD3+CD4+ ou CD3+CD8+).

En considérant les variations d'intensité de fluorescence, l'analyse des résultats graphiques nous a permis de visualiser occasionnellement des combinaisons non conventionnelles qui ont suscité notre curiosité (fig. 1.1). Nous avons choisi d'utiliser le terme « dim», qui sera employé par la suite pour signifier une expression à intensité de fluorescence réduite comparée à la moyenne habituellement observée et correspondant à une moindre densité de surface.

Ces populations lymphocytaires que nous avons qualifiées de « non conventionnelles » pouvaient apparaître très homogènes chez certains patients. Elles pouvaient être fortement représentées (de 1 à 15% des lymphocytes T) et être stables sur des analyses à plusieurs mois d'intervalle. La signification de ces particularités ne nous était pas connue et nous mettait dans l'embarras vis-à-vis du patient et du prescripteur (Sala 96). Sont-elles sans signification ou révèlent-elles un processus immunitaire évolutif ? (réactionnel ou autonomisé).

L'analyse plus attentive a montré que ces populations non conventionnelles étaient présentes chez la plupart des sujets testés mais à des fréquences très faibles (moins de 0.5% des lymphocytes T) ce qui peut expliquer qu'elles soient passées inaperçues jusqu'à maintenant.

Le but de cette thèse était donc d'identifier ces sous-groupes lymphocytaires homogènes, de les caractériser immunologiquement et de rechercher leurs significations diagnostiques éventuelles.

L'étude a été réalisée sur des prélèvements effectués à titre diagnostique pour des patients hospitalisés au CHU de Saint Etienne, ou dans le cadre de contrôles biologiques chez les volontaires, donneurs de sang de l'Etablissement Français du Sang de Saint Etienne.

Figure 1.1 : Populations lymphocytaires T non conventionnelles CD4+CD8dim (a); CD4dimCD8+ (b) ; CD8dim (c); CD3fort (d). Une fraction de chacune des 3 dernières pouvant exprimer le CD56.

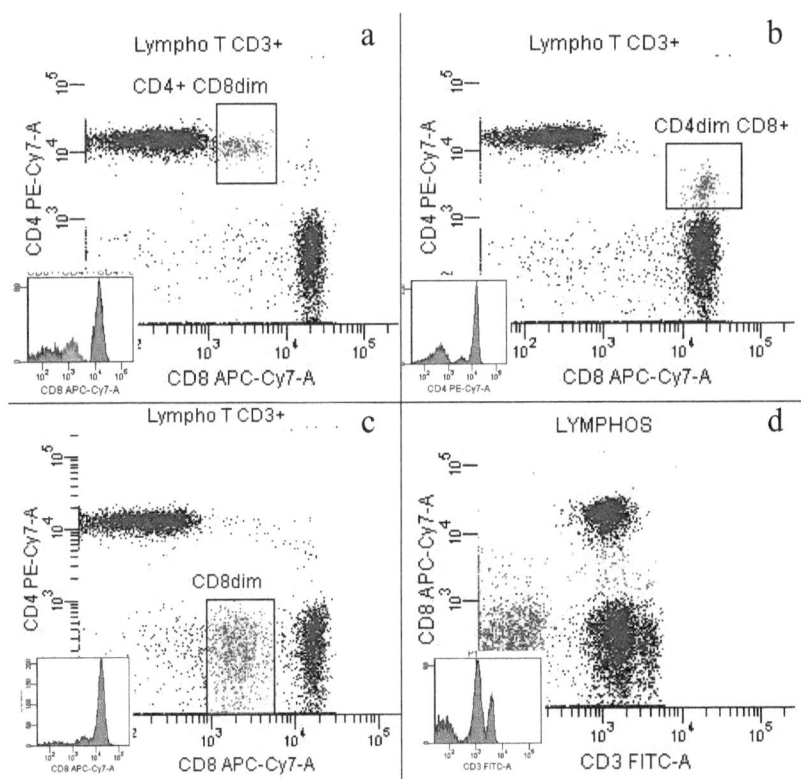

La définition des populations non conventionnelles repose sur le niveau d'expression (intensité de fluorescence) et la présence inhabituelle de marqueurs membranaires des lymphocytes T. Ces notions exigent donc de réduire au maximum le risque d'artéfact et d'instabilité des techniques et instruments et nous avons commencé par faire un rappel sur les requis techniques déterminants.

- Nous avons observé que ces populations non conventionnelles pouvaient avoir une distribution fortement homogène pouvant suggérer une restriction de diversité. Pour en comprendre la signification et les méthodes d'analyse, nous avons fait un rappel sur la constitution de diversité du récepteur T dans ses deux étapes : stochastique et déterministe.

- Comme chaque marqueur utilisé a une signification physiologique, nous avons fait un rappel des données de la littérature sur les caractéristiques phénotypiques des lymphocytes T circulants. Certains caractères (doubles positifs) peuvent évoquer des phénotypes de thymocytes immatures dont la présence dans le sang périphérique est inhabituelle chez l'adulte. Nous avons donc revu les principales étapes de l'ontogenèse des lymphocytes et les étapes de maturité dans les compartiments périphériques.

- Des proliférations oligoclonales avec éventuelles modifications phénotypiques pouvant apparaître au cours de l'activation lymphocytaire, nous avons revu ses mécanismes.

- La distribution des différents clones au sein de la population complexe est finement régulée lors de l'expansion induite par une stimulation antigénique en tenant compte du volume constant des organes lymphoïdes. L'émergence d'un clone particulier ne devrait donc pas persister dans le temps s'il adhère à des règles homéostatiques que nous avons rappelées.

- Les populations lymphocytaires T ne se limitant pas aux T conventionnels, nous avons fait un court rappel sur les caractères connus des principales autres populations qui commencent à être décrites en détail dans la littérature.

- Enfin, comme la prolifération éventuelle d'un clone, défiant les règles d'homéostasie, peut correspondre à un processus hémopathique, nous avons fait une courte revue des principaux types de syndromes prolifératifs à cellules T.

Rappels sur les principes de la Cytométrie en flux

Instruments :

La cytomètrie en flux (CMF) permet l'analyse de particules en suspension, injectées dans un flux liquide, isotonique. Dans la chambre d'analyse, les cellules passent une à une devant un faisceau laser (fig. 2.1). L'analyse des diffractions dans le prolongement (Forward Scatter, FS) ou latérale (Side Scatter, SS) permet de distinguer les cellules selon leur taille et leur granularité. Les débris (de petites tailles) et les petits amas (doublets), qui peuvent émettre des signaux non spécifiques, peuvent être éliminés par l'analyse électronique.

Figure 2.1 : Principes de cytométrie (fluidique).

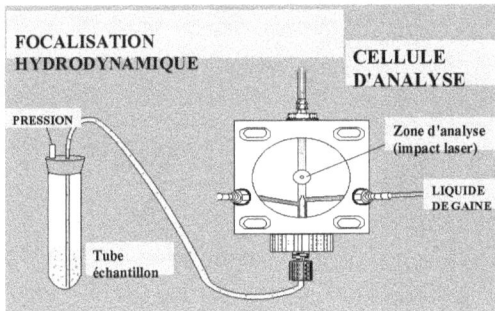

Les particules en suspension peuvent être identifiées par immuno-marquage utilisant des anticorps couplés à des fluorochromes de couleurs différentes. L'utilisation d'anticorps directement conjugués à un fluorochrome permet d'utiliser plusieurs fluorochromes simultanément, dans la mesure où le chevauchement inévitable des spectres d'émission actuellement disponibles le permette. Les sources d'excitation laser généralement utilisées sont le laser bleu (Argon ; 488 nm) et le laser rouge (Hélium - Néon ou diode électroluminescente 633 nm). Des lasers UV ou violets peuvent être adjoints. Certains instruments permettent d'utiliser 2 ou 3 lasers différents. Les cytomètres analyseurs actuels comportent de 3 à 6 détecteurs photomultiplicateurs (PMT) qui peuvent mesurer la fluorescence émise par les différents fluorochromes par le jeu de filtres et miroirs sélectifs (fig. 2.2).

Figure 2.2 : Principes de cytomètrie des systèmes utilisés : comparaison des Bancs Optiques soit linéaire (Epics XLM, Beckman-Coulter, Fullerton CA) soit en étoile : octogone et trigone (FACSCanto , BD Biosiences, San Jose, CA).

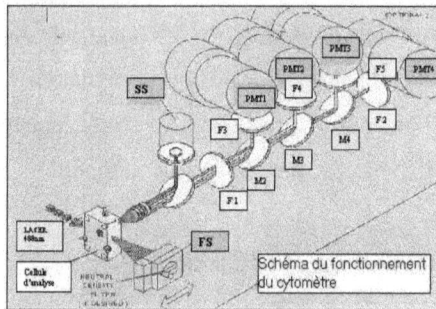

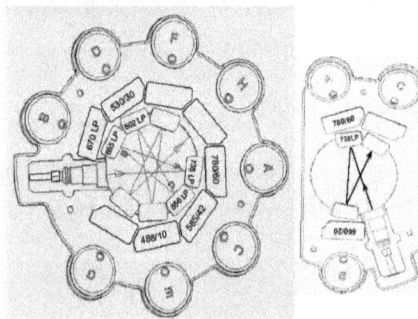

Fluorochromes :

Les fluorochromes les plus couramment utilisés sont la Fluorescéine (FITC), la Phycoérythrine (PE), la Protéine Péridine Chlorophylle (PerCP) et Alexa 488 pour le laser Argon et Allophycocyanine (APC), Alexa 647 pour le laser Helium-Néon (table I).

Les fluorochromes sont activés à une longueur d'onde caractéristique et émettent un spectre de longueurs d'onde plus élevées (fig. 2.3).

Figure 2.3 : Principes d'immunofluorescence en cytométrie (fluorochromes disponibles) : Répartition des spectres d'excitation et d'émission de chaque fluorochrome utilisé.

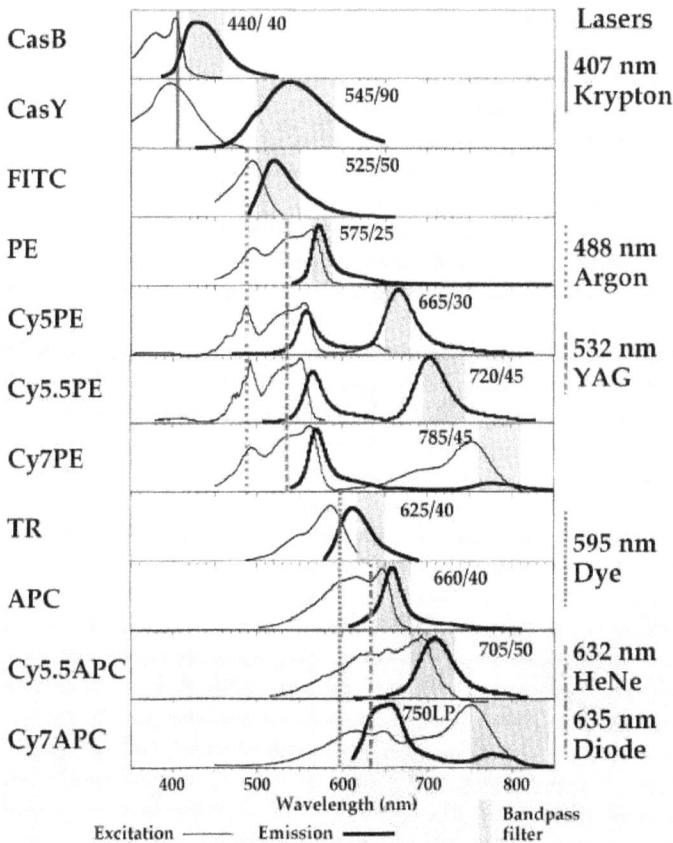

N. Baumgarth, M. Roederer / Journal of Immunological Methods 243 (2000) 77–97

Certains fluorochromes (fig. 2.4) sont composites (tandems), formés d'un premier fluorochrome dont la lumière émise (570 et 670) permet d'activer le second fluorochrome qui émet à une longueur d'onde plus élevée (635 ; 670 ; 770nm). Ces

tandems permettent d'utiliser plus de couleurs pour les deux seuls lasers disponibles.
Les plus courants utilisent la phycoérythrine (PE) et l'allophycocyanine (APC)
couplées aux Rouge Texas ; la Cyanine 5 ou Cyanine 7 ou Alexa 700. La Cyanine 7
est très photosensible et doit, encore plus que les autres, être conservée à l'abri de la
lumière.

Figure 2.4 : Principes des transferts d'énergie (FRET) dans les fluorochromes
tandem (ex : Phycoérythrine - Cyanine 5).

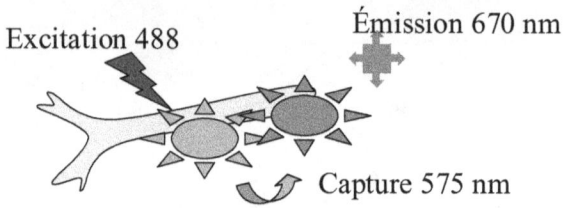

Excitation 488

Émission 670 nm

Capture 575 nm

Émission 575 nm

Les fluorochromes ont des rendements quantiques très différents (APC > PE-Cy5
> PE > PerCP > FITC > APC-C7 > PE-Cy7 > ECD –fig. 2.5) . Leur choix doit en
tenir compte selon le niveau d'expression du marqueur à étudier (Holden 2002). Les
expressions faibles pouvant être sous-évaluées avec des fluorochromes peu
lumineux.

Figure 2.5 : Brillance différentielle (rendement quantique) entre fluorochromes
disponibles.

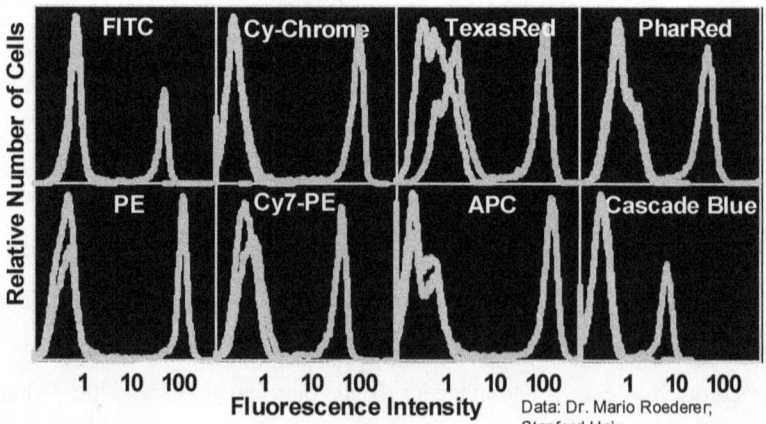

Les principaux fluorochromes utilisés :

Les principaux fluorochromes couramment utilisés sont listés dans la table I.

Table I : Principaux fluorochromes utilisés en cytométrie de routine, avec deux sources d'excitation laser (Laser Argon 488 nm ; Hélium Néon 633 nm). Abréviations usuelles. Médiane du pic d'émission.

Fluorochromes	Abréviation	Excitation	Emission
Fluoresceine IsoThiocyanate	FITC	488	519
Alexa Fluor 488	Alexa488	488	519
Phycoerythrine	PE	488	575
Protéine Peridine Chlorophyle	PerCP	488	675
PerCP-Cyanine 5	PerCP-Cy5	488	694
PE - Texas-Red	PE-TR	488	615
PE-Alexa-610	PE-Alexa610	488	628
PE-Alexa-647	PE-Alexa647	488	668
PE-Cyanine 5	PE-Cy5	488	670
PE-Cyanine 5,5	PE-Cy5,5	488	694
PE - Alex Fluor 700	PE-Alexa700	488	723
PE-Cyanine 7	PE-Cy7	488	767
Texas Red	TR	595	615
Cyanine 5	Cy5	633	670
Allophycocyanine	APC	633	660
APC-Cyanine 5,5	APC -Cy 5.5	633	694
APC-Alexa Fluor 647	Alexa647	633	668
APC-Cyanine-7	APC -Cy 7	633	767
APC-Alexa Fluor 700	APC-Alexa700	633	723

Artefacts de détection de fluorescence :

Il faut savoir que pour l'instant, aucun fluorochrome disponible n'a de spectre d'émission étroit (fig.2.3). Ainsi, la couleur émise par chaque fluorochrome peut être en partie détectée par les détecteurs dont les filtres sélectionnent des longueurs d'ondes voisines (Roederer 2001). Le phénomène est d'autant plus compliqué que le nombre de fluorochromes utilisés est grand. Il peut être artificiellement corrigé (compensations) par le logiciel d'analyse du signal mais reste la source d'importants artefacts (fig. 2.6). Les niveaux de compensations en pratique sont très variables selon les fluorochromes utilisés, le fournisseur des anticorps conjugués et les instruments. Nous fournissons à titre d'exemple une matrice de valeurs moyennes observée dans notre expérience sur une période de 3 mois avec des billes calibrées (fig. 2.6).

Figure 2.6 : Principes des compensations de fluorescence (spectral overlap). Niveaux de compensations requises en pratique sur système FacsCanto et billes de calibration SsetUp beads™ (suivi sur 3 mois).

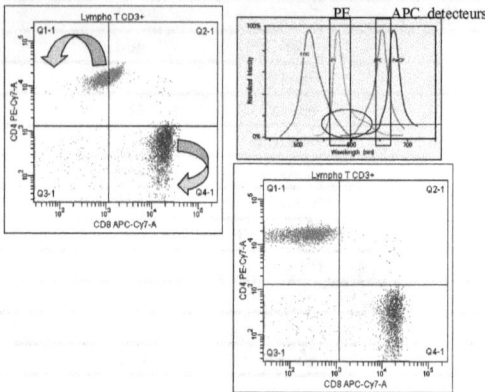

Compensations :

	FITC	PE	PerCP	PerCP Cy5,5	PE-Cy7	APC	APC-Cy7
FITC		0.96 + 0.16	0		0.13 + 0.02	0	0
PE	18.8 +0.44		0.07 + 0.05		1.6 + 0.14	0	0
PerCP	2.45 +0.30	14.7 + 1.24			4.5 + 0.37	0.9 + 0.10	0.5 + 0.14
PerCP Cy5,5	2.45 +0.30	14.7 + 1.24			4.5 + 0.37	0.9 + 0.10	0.5 + 0.14
PE-Cy7	0.27 + 0.02	1.38 + 0.11	8.7 + 0.52	21.2 + 1.33		0.16 + 0.02	5.6 + 0.75
APC	0.01	0.09 + 0.08	6.8 + 0.82	3.9 + 0.85	0.05 + 0.03		21.1 + 3.56
APC-Cy7	0.0	0.01 + 0.02	0	2.94 + 0.27	2.4 + 0.24	2.8 + 0.61	

L'utilisation de tandems expose à d'autres artefacts :

- La lumière du premier fluorochrome peut ne pas être entièrement absorbée par le second, et s'échapper. Un signal inattendu est alors détecté par la première longueur d'onde ("fuite" –fig. 2.7a).

- Le complexe, parfois instable (surtout avec Cyanine 7) peut se dissocier complètement si la durée de conservation du réactif dépasse les délais prescrits et émettre un signal à une longueur d'onde différente ("défaut second fluorochrome" – fig. 2.7b).

Figure 2.7 : Limites et défauts des transferts d'énergie (FRET) : émission inadaptée par a) fuite, b) dégradation du tandem, c) excitation du second fluorochrome; d) FRET par proximité de marqueurs.

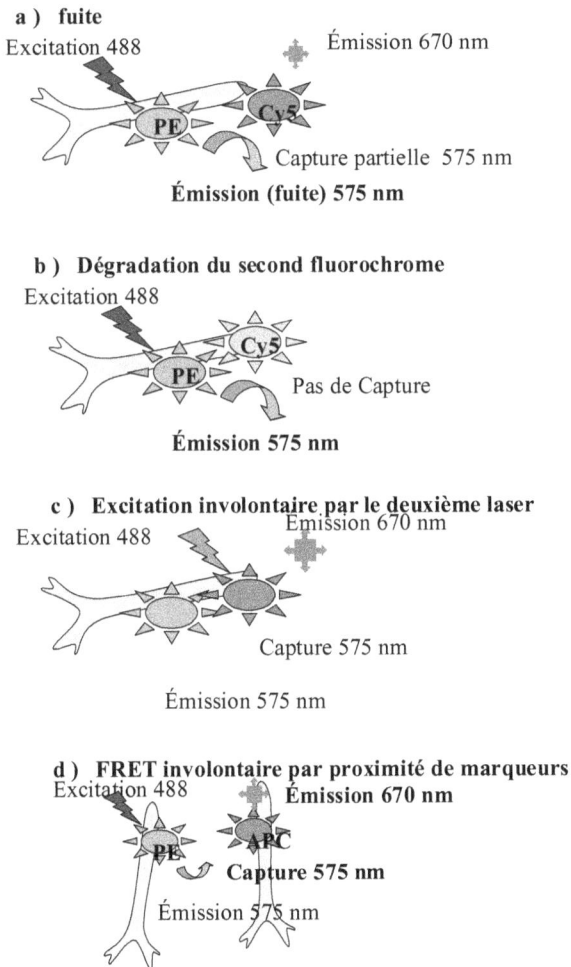

a) **fuite**
Excitation 488   Émission 670 nm
PE   Cy5
Capture partielle 575 nm
Émission (fuite) 575 nm

b) **Dégradation du second fluorochrome**
Excitation 488
Cy5
PE   Pas de Capture
Émission 575 nm

c) **Excitation involontaire par le deuxième laser**
Excitation 488   Émission 670 nm
Capture 575 nm
Émission 575 nm

d) **FRET involontaire par proximité de marqueurs**
Excitation 488   Émission 670 nm
PE   APC
Capture 575 nm
Émission 575 nm

- Le second fluorochrome peut éventuellement être excité non pas par le premier laser via le fluorochrome (ex : PE-Cy 5 par laser 488), mais directement par le second laser (ex : Cy 5 par laser 633) ("excitation artefactuelle" –fig. 2.7c).

- Inversement, la proximité stérique de deux fluorochromes, portés par des marqueurs différents peut induire un transfert d'énergie (FRET) et l'émission inattendue d'une troisième couleur ("FRET" -fig.2.7d-). Par exemple, l'emploi d'un marquage anti-CD3 PE et anti-TCR APC peut induire l'excitation de l'APC par le laser Argon via la PE proche (Ploton M, Isaac J et D'Hautcourt JL ; 9° congrès de l'AFC, Strasbourg 2003).

Enfin, des facteurs liés à l'échantillon peuvent interférer avec la détection d'immuno-marquage fluorescent, d'autant plus que les analyses courantes sont effectuées sur sang total (en présence de sérum) avec lyse des globules rouges et sans lavage. Les plus fréquents sont :

- Immuno-marquages non spécifiques, probablement dus à la présence de facteurs rhumatoïdes ou autres protéines aggrégantes : tous les fluorochromes interagissent.

- Inhibition de marquages, pouvant être due à des immunisations anti-idiotype comme par exemple les immunisations contre des anticorps de souris (ex : anti-CD3) utilisés en thérapeutique : seul le CD3 ne marque pas, quelqu'en soit le couplage.

- Emission de signal non spécifique par la présence de molécules fluorescentes (médicaments, sels biliaires…).

Les artefacts ne peuvent être identifiés que par l'observation attentive de l'expérimentation. L'identification de sous-types lymphocytaires sur des critères d'intensité de fluorescence ou de combinaisons non conventionnelles doit tout particulièrement tenir compte de ces risques artéfactuels.

Ces détails ne sont pas anodins. Le rendement quantique des fluorochromes est très variable - PE > APC>FITC>Tandems). De plus, les deux fluorochromes les plus sensibles sont détectés en premier sur le système EPICS XL et en dernier sur le système FACSCanto (après réflexion par 5 filtres dichroïques). Comme les subtilités sémiologiques que nous proposons reposent en partie sur les intensités de fluorescence des anticorps capturés, il faut valider leur reproductibilité entre systèmes différents. Un plus fort signal du CD3 et un plus faible du CD8 peuvent être attendus sur le système FACSCanto.

Les risques d'erreur sur les numérations absolues sont aussi différents. Dans le premier système, la technique dépends moins du technicien (qui manipule les deux facteurs : échantillon et billes calibrées) de la même façon et avec le même outil. Dans le second système, les billes étant déjà distribuées, la précision de la numération repose sur la précision de pipetage de l'échantillon. Le risque d'erreur est encore augmenté par le petit volume manipulé (fortement influencé par les quelques µL de liquide qui restent plus ou moins accrochés à la pointe de la pipette).

Réglages des instruments :

La détection de fluorescence par les FCM est extrêmement sensible résultant d'une amplification exponentielle du signal par les photomultiplicateurs. Leur réglage est donc essentiel pour la qualité et reproductibilité des résultats. Le niveau d'amplification du signal a été réglé de façon très standardisée en utilisant des anticorps contrôles isotypiques couplés au même fluorochrome par le même fournisseur. Depuis le nouveau système, les recommandations internationales ont changé et le réglage des photomultiplicateurs est établi sur les échantillons sans marquage (ISAC, Montpellier 2004).

Les compensations étaient également réglées de façon semi-automatique selon la procédure et les réactifs Cyto-comp® (Beckman-Coulter), de telle façon que les moyennes géométriques de fluorescence (MFI) des populations positives étaient égales aux moyennes de fluorescence aux populations négatives correspondant. Le calcul des compensations était effectué suivant une procédure semi-automatisée, recommandée par le constructeur sur le système Beckman-Coulter et contrôlé chaque semaine malgré une très forte stabilité. Aucune procédure automatisée efficace n'est encore disponible sur le nouveau système BD 6 couleurs et les réglages de compensation ont été effectués manuellement suivant les mêmes règles et validés sur des procédures de "tous moins" un marquage (Full Minus One –Roederer 2001-).

Stratégie de sélection (gating) :

La stratégie d'analyse des cellules marquées était similaire dans les deux systèmes, et conformes aux recommandations internationales. Nous avons abandonné l'usage systématique de contrôles isotypiques depuis les récentes recommandations (O 'Gorman 1999, ISAC, Montpellier 2004,).

Le CD45 versus diffraction latérale SS permet de séparer les 3 principales populations leucocytaires (fig.2.8). La population lymphocytaire (petite taille, forte expression de CD45) est ainsi clairement distinguable des débris cellulaires (qui ne fixent pas le CD45), de monocytes (CD45 plus faible, diffraction latérale plus forte) et polynucléaires (CD45 encore plus faible, diffusion latérale très dispersée).

Figure 2.8 : Stratégie de sélection électronique (gating). Les lymphocytes sont sélectionnés sur le marquage CD45/SS. De cette population, sont sélectionnés les lymphocytes T (CD3+). Parmi les T CD3+ sont analysés les CD4 et CD8.

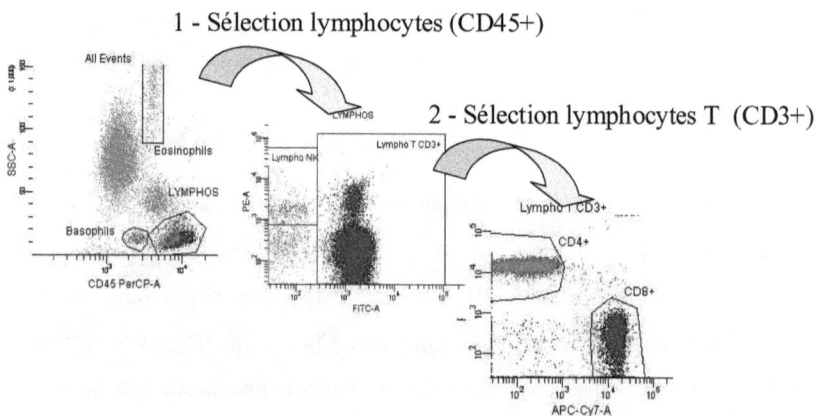

Les lymphocytes T étaient sélectionnés électroniquement sur leur expression de CD3. Ils représentent habituellement de 60 à 80 % des lymphocytes. Les lymphocytes NK étaient identifiés sur l'expression de CD56 éventuellement mélangé avec du CD16 et l'absence d'expression de CD3. Les lymphocytes B ont été identifiés par l'expression de CD19, qui n'est jamais co-exprimée avec le CD3 ou le CD56.

Parmi les lymphocytes T (CD45 fort, CD3 +) il est possible de séparer clairement les sous populations conventionnelles qui expriment de façon mutuellement exclusive le CD4 (habituellement 50-60% des lymphocytes T) ou le CD8 (30-40%). Une fraction minoritaire d'authentiques lymphocytes T (CD3+) n'exprime aucun de ces deux marqueurs (CD4, CD8 ; DN).

Les deux compagnies recommandent cependant des stratégies de sélection un peu différentes : par exemple, le système Tetraone® élimine les lymphocytes sélectionnés sur CD4/SS qui s'avèrent avoir une petite taille et correspondent à des cellules mortes. Cette fraction est négligeable sur les échantillons frais mais augmente si l'analyse est différée.

Les différences apparemment mineures de stratégie de calibration et de sélection peuvent avoir des effets importants sur le résultat final. D'ailleurs, dans les études internationales, les analyses effectuées par les systèmes Beckman-Coulter sont toujours plus fiables d'environ 10-15% que les valeurs rendues par les systèmes BD Biosciences (Whitby 2002).

Pour éviter cet écueil et assure la continuité de nos résultats, nous avons imité au mieux sur le nouveau système notre stratégie précédente.

Chacune des procédures a été validée selon les recommandations américaines (NIAID 2000, Taskforce 1997) et le guide français de bonnes pratiques de laboratoire (GBEA). Des procédures quotidiennes vérifient la maintenance des systèmes (amplification, compensation). Des contrôles de qualités internes (Immunotrol®, Beckman Coulter, puis Multicheck®, BD Biosciences) ont été analysés quotidiennement et leur stabilité a été contrôlée par les courbes de suivi de Levey Jennings. Ils ont permis de valider la continuité de nos résultats sur le nouveau système. Les résultats ont été périodiquement validés par l'analyse de contrôles de qualité externes nationaux (AFSAP) ou internationaux.

Toutes les procédures de standardisation ont permis de montrer la grande stabilité des deux systèmes et d'accepter des comparaisons d'analyses sur plusieurs années.

Les observations, que nous avons rapportées essentiellement sur le premier système, ont toutes été confirmées sur le système le plus récent. Ce dernier a apporté plus de précisions d'identification de sous populations grâce aux combinaisons de marquage plus complexes.

Lymphocytes T Conventionnels

Caractéristiques phénotypiques :

Les Lymphocytes expriment différentiellement de nombreuses molécules qui leur confèrent des significations physiologiques particulières.

Nous avons focalisé notre étude sur les lymphocytes T qui partagent les caractéristiques suivantes :

- ☑ expression homogène de CD45 fort, avec faible diffraction latérale
- ☑ expression de CD2, CD3, CD5 et d'un récepteur T (TCR)
- ☑ passage thymique au cours de leur ontogenèse
- ☑ diversité de spécificité et fonction.

La reconnaissance spécifique d'un déterminant antigénique par le lymphocyte T est possible grâce à son récepteur T (TCR) qui le caractérise (fig. 2.9). Le TCR est composé de deux chaînes différentes (hétérodimère). Il existe deux isoformes de TCR : soit $\alpha\beta$, soit $\gamma\delta$. Les lymphocytes qui expriment le TCR $\alpha\beta$ sont les plus nombreux dans le sang périphérique. Ils parcourent toute leur ontogenèse dans le thymus. Nous aborderons les caractères des lymphocytes T $\gamma\delta$ dans un paragraphe dédié. L'expression du TCR est nécessaire à la survie du lymphocyte (Polic, 2001).

Spécificité lymphocytaire T : Les molécules TCR sont semblables dans leur grande partie. Seule une petite partie porte la spécificité pour l'antigène. Cette partie extrêmement diverse (hyper-variable) permet de reconnaître tout type d'antigène présent dans la nature. Chaque lymphocyte possède en principe une seule spécificité (plus ou moins précise –Wilson 2005-).

Expression du TCR : Le réarrangement concerne les deux allèles du génome. Le premier allèle qui s'avère efficace est maintenu. Le second est inhibé définitivement. Cependant, il existe quelques exceptions : dans certaines circonstances, le deuxième allèle peut être co-exprimé (Padovan 1995). Le lymphocyte exprime alors deux spécificités (estimé à 0.10% des lymphocytes circulants). Le sens de cette double expression n'est pas clairement élucidé. Le second allèle peut également être exprimé à la place du premier si ce dernier s'avère nocif (« TCR revision »), sauvant le lymphocyte (« Rescued T cell ») de la destruction programmée (« apoptose » Cooper 2004).

Figure 2.9 : Reconnaissance du complexe peptide-MHC par le récepteur TCR du lymphocyte T (CD4+ ou CD8+).

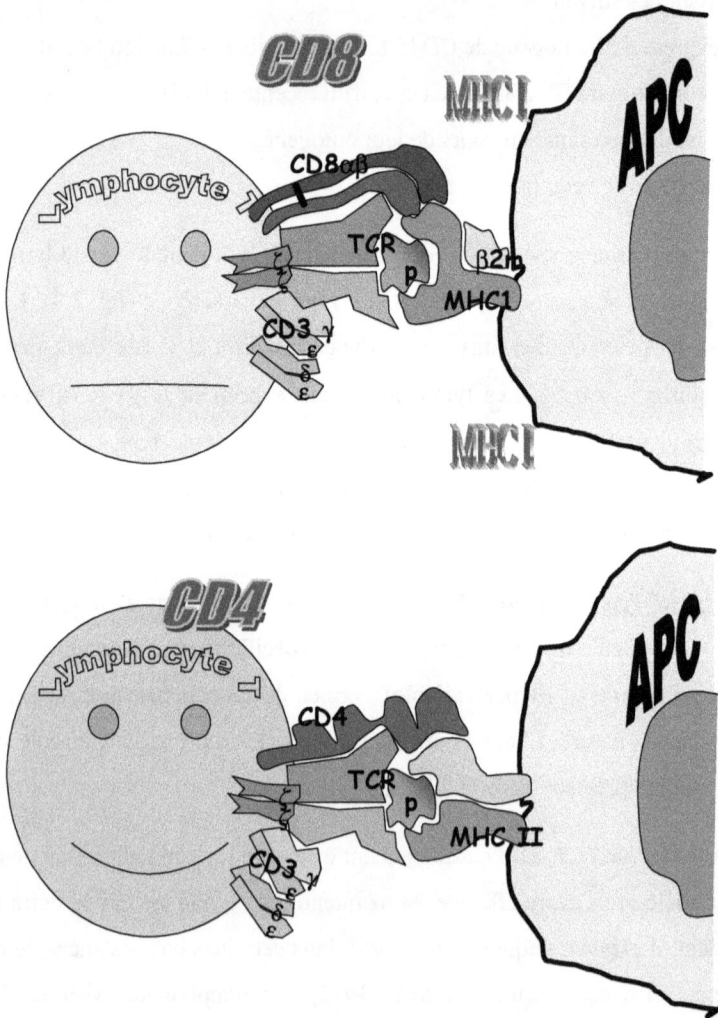

Rôle physiologique du CD3 : Tous les lymphocytes T (αβ ou γδ) expriment le CD3, complexe protéique associé de façon non covalente au TCR. Le CD3 suit la même dynamique d'expression membranaire que le TCR (Minami, 1987 Liu 2000). D'autres molécules sont exprimées de façon quasi constante par les lymphocytes T comme le CD2 et le CD5 (Liu 1996, Green 2000 ; Sasada 2001, Raman 2002, Brossard 2003, Gi,ferrer 2003). Ces molécules sont moins utilisées pour les caractérisations de routine en dehors des processus tumoraux où leur expression est variable.

La reconnaissance du déterminant antigénique par le TCR induit un signal cytoplasmique requis pour la réaction cellulaire. Le TCR n'a pas de prolongement cytoplasmique qui lui permettrait la transmission du signal (Judd 2000 ; Nel 2002 I et II). Le TCR fait partie d'un complexe protéique qui comprend également le CD3 et le CD247, associés de façon non covalente et possèdent les chaînes cytoplasmiques nécessaires à la transduction du signal. Le CD3 est composé de 2 complexes hétéro-dimériques (γε; δε). La chaîne ε est la cible des anticorps monoclonaux habituellement utilisés pour l'identification des lymphocytes T. Le CD247 composé de deux chaînes ζ (ou éventuellement ζη chez la souris) est parfois appelé TCR ζζ. La chaîne ζ est requise et limitante (la moins produite) pour l'expression du complexe CD247- CD3.

Expression du CD4/CD8 : Les lymphocytes Tαβ périphériques, matures, expriment soit le CD8 (T CD8+) ou le CD4 (T CD4+) normalement de façon mutuellement exclusive. Dans les analyses de routine, les lymphocytes T sont donc généralement considérés en deux groupes : T CD4+ et T CD8+. Les T CD4+ et T CD8+ ont un comportement réactionnel intrinsèquement différent (Foulds 2002). Les T CD4+ ont une activité de modulation (auxilliaire) de la réponse immune (Appay 2002) alors que les lymphocytes T CD8+ ont plutôt une activité effectrice, notamment cytotoxique (Kessler 1997, Cho 2002). Les deux populations sont donc complémentaires dans la réponse immune (Gao 2002).

La population T CD4+ est prépondérante dans le sang périphérique chez l'adulte mais ce déséquilibre n'est pas retrouvé dans les autres compartiments (Jimenez 2002). Le CD4 aurait une plus forte activité co-activatrice et favoriserait un répertoire plus large de lymphocytes T en permettant l'activation d'un plus grand intervalle d'affinités (Wang 2001).

Le CD8 est une molécule hétéro-dimérique composée d'une chaîne α et une chaîne β. La molécule CD4 est composée d'une seule chaîne (fig. 2.9) et peut éventuellement se dimériser au cours de l'activation (Davis KA 1998, Moldovan JI 2002). La densité de surface du CD4 ou du CD8 est relativement stable sur la cellule au repos.

L'expression du CD8 ou du CD4 est nécessaire à l'activation (et à la survie) du lymphocyte (Luescher 1995, Vignalis 1994, Renard 1996, Feito 1997, Denkberg 2001, Moldavan 2002). Le CD8 ou le CD4 se lie directement à la molécule du CMH Classe I ou II respectivement (Sazmann, 1998 ; Wang 2001; Wooldrige, 2005). L'affinité de liaisons est significativement augmentée (Vignali, 1994, Luescher 1995, Garcia 1996, Renard 1996, Feito 1997, Denkberg 2001, Moldovan 2002). La résultante des deux liaisons est appelée avidité (Bachman 1996, Jiang 2005). Ils ont également une activité d'amplification du signal et permettent d'atteindre le seuil de signal requis pour le déclenchement de l'activation du lymphocyte.

Ontogenèse des lymphocytes Tαβ: L'ontogenèse du lymphocyte T est maintenant mieux comprise (Boyd 1991, Anderson 1999). Les précurseurs communs des lymphocytes naissent dans la moelle osseuse. Les précurseurs T précoces (ETP) quittent la moelle et migrent dans la zone para-corticale du thymus (Shortman 1992, Bhandoola 2003). Le lymphocyte immature n'exprime ni CD4, ni CD8, ni TCR. Le réarrangement de la partie variable de la chaîne β du TCR se produit (Table II). Si le réarrangement a été productif, les molécules CD4 et CD8 sont exprimées simultanément (double positif). Le CD8 pourrait être exprimé dans sa forme homodimérique avant d'acquérir la forme hétérodimérique (Carrasco 1995). Le réarrangement de la chaîne α du TCR est alors déclenché permettant la production du TCR(αβ) complet (Hamman 1999, Chang 2000, Holfman 2003). Le réarrangement de la chaîne α entraîne la délétion des gènes de la chaîne δ qui est insérée dans les segments Vα et Jα.

Table II : Thymopoïèse

		CD1a	CD34	CD44	CD25	CD2	TCR	CD3	CD4	CD8	position	RAG	Tdt
CLP		-	+	-	-	-	-	-	-	-			
DN1	ELP	+	-	+	-	-	-	-	-	-	cortico-medullaire		
DN2	ETP	+	-	+	+	-	-	-	-	-	cortex		
DN3		+	-	+	+		β		-	-	s\capsul	+	
		Sélection de TCRβ											
DN4	ProT	+	-	-	-		αβ	+	-		s\capsul	+	+
		Sélection positive											
DP		+	-	-	-	+	αβ	+	+	+	medull		
		Engagement de lignée											
SP		+	-	-	-	+	αβ	+	+/-	-/+	medull		
		Sélection négative											

CLP common lymphoid progenitor;
ELP early Lymphoid progenitor
ETP : Early T lineage precursors
DN double négatifs; DP doubles positifs; SP Simple négatifs

Yasmina Laouar (M/S 1999);   A Bhandoola et col J Immunol 2003
R Boyd et al Immunol Today 1991   Colleen Witt et col 2004
Y Akashi et col. J Immunol 2000   Bettina Ernst et col J Exp Med 1995

Le lymphocyte recherche un ligand MHC- peptide du soi convenable sur les cellules présentatrices du thymus. Si le lymphocyte ne reconnaît pas de ligand (neglected cells » -Fink 2000-) ou en reconnaît avec une affinité suffisante (Williams 1999), il est voué à une mort programmée (« Programmed Cell Death ») par apoptose (Shortman 1994, Hamann 1995, Chang 2000, Le Campion 2002). Dans le cas contraire, la cellule rescapée (« rescued T Cell ») prolifère (Yatsumo 2000, Basson 2000.

Les lymphocytes T spécifiques d'un peptide présenté par le CMH de type I utilisent le CD8 et les T reconnaissant des molécules présentées par le CMH II expriment le CD4 (Teh 1988, Chang 2000). La molécule co-activatrice inutile (CD4 ou CD8) disparaît et le thymocyte qui n'exprime plus qu'un seul co-récepteur : simple positif (SP) poursuit sa maturation (« lineage commitment » ; Basson 2000 ; Ernest, 1995 ; Anderson, 1996 ; von Boehmer 2000, Germain 2002, Glimcher 2002, Holfmann, 2003). Le CD4 pourrait être exprimé préférentiellement et l'expression du CD8, uniquement après induction (Moldovan, 2002). Le choix de lignée peut être influencé par la cinétique de liaison (Yasutomo 2000).

Les lymphocytes qui reconnaissent des déterminants antigéniques de façon inappropriée (trop forte avidité) sont éliminés (sélection négative).

Seuls les lymphocytes matures, simples positifs, non nocifs, sont exportés dans le sang et sont nommés subséquemment soit T CD4+ soit T CD8+.

Figure 2.10 : Ontogenèse des lymphocytes T conventionnels (thymocytes).

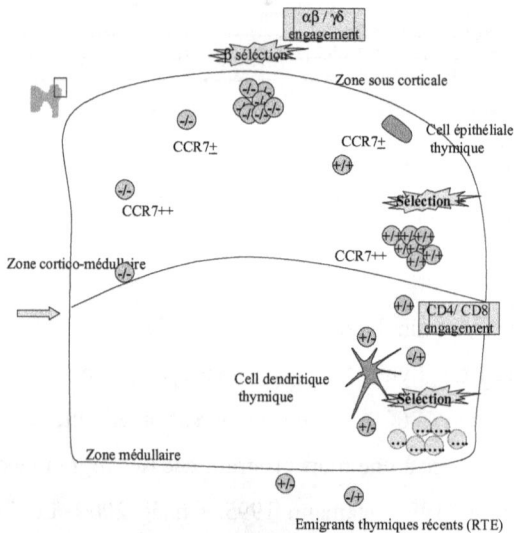

Emigrants thymiques récents (RTE)

Les différentes étapes de l'ontogenèse se déroulent dans des sites différents du thymus (fig. 2.10). La cellule précurseur entre à l'interface cortico-médullaire (Boyd 1991, Witt 2004). Les doubles positifs sont sélectionnés positivement dans le cortex. Les simples positifs survivants migrent dans la médullaire. La distribution spatiale est dirigée par la production de chimiokines et la régulation d'expression de leurs récepteurs respectifs (CXCR4 – CCR9 – CCR4 – CCR7/CxCR3 ; Annunziata 2001).

Dynamique de thymopoïèse : Le thymus est particulièrement actif pendant la vie fœtale, surtout le troisième trimestre et les premiers mois de la vie. La production journalière dans le thymus a été estimée à 10^7 thymocytes par jour chez la souris (Tough, 1995) pour une production finale de 10^6. Les DN ne représentent que 3.5% chez l'homme. Les doubles positifs sont la grande majorité (73%). Les SP CD4+ représentent 14% et les CD8+ 7% des thymocytes totaux (Ye, 2002).

Les mêmes taux sont observés chez la souris (Mehr 1997). Leur taux d'exportation est très faible. Seulement 1.5% des thymocytes produits sont exportés chaque jour. Plus de 95% sont éliminés. La majeure partie des éliminations dans le cortex est liée à la sélection positive alors que la sélection négative est 10 fois plus active dans la médullaire (Shortman 1994, Faro 2004). La production ainsi que le taux d'exportation sont adaptables et peuvent augmenter en cas de besoin (Le Campion 2002, Almeida 2005). L'ablation thymique entraîne une disparition des lymphocytes T naïfs en 6 mois chez la souris et la perte de capacité de maturation de réponse cytotoxique (Di Rosa 1999).

Chez le grand enfant, la thymopoïèse décroît rapidement et l'organe involue, n'étant plus qu'un amas graisseux chez l'adulte (Douek 2000, Aspinall 2002, Weerkamp 2005). Il est cependant possible d'observer, avec des techniques très sensibles, des émigrants thymiques récents (RTE), caractérisés par leur contenu en cercle d'excision du réarrangement du TCR (TREC) (Berzins 1998, Mc Farland 2000), même chez l'adulte (Poulin 1999). Dans de très rares cas, des conditions particulièrement drastiques (ex : reprise d'aplasie, lymphopénie) peuvent s'accompagner d'une reprise de la thymopoïèse (Chau 2005). Une lymphopoïèse est possible dans les sites immunologiques périphériques (Antica 1999).

Un maturation de thymocytes est possible en dehors du thymus comme cela a été observé dans des conditions expérimentales chez la souris athymique (Kennedy 1992, Karrer 2003).

Circulation lymphocytaire : Dans la circulation périphérique, le lymphocyte re-circule et se disperse rapidement entre les différents sites lymphoïdes secondaires (ganglions, rate, amygdales) et des sites effecteurs où il rencontre éventuellement les cellules cibles. Leur migration tissulaire n'est pas complètement aléatoire mais guidée (adressage) par l'expression séquentielle de molécules d'adhérences (Bromley 2000, Davenport 2002). Les lymphocytes naïfs expriment le CD62L qui leur permet de migrer dans les ganglions (fig. 2.11). Les lymphocytes T effecteurs expriment le CD49d pour les tissus périphériques ; le CD103 / $\alpha E \beta 7$; E sélectine pour la peau ou encore l'intégrine $\alpha 4 \beta 7$ pour les muqueuses (Baekkevold 2005). L'expression de récepteurs de chimiokines les oriente selon le gradient : récepteur CCR7 pour les organes lymphoïdes, CCR5 pour la périphérie (Masopust 2001, Weninger 2001) ou encore CCR4 pour la peau (Beakkevold 2005).

Evolution phénotypique du lymphocyte T : Comme dans le thymus, la survie des lymphocytes périphériques est soumise à leur sollicitation par des peptides pertinents. Sans stimulus, la survie des lymphocytes T a été estimée à 26-28 jours (lymphocyte T CD4) et 17-19 jours pour les lymphocytes TCD8+ (Di Rosa 1999, Ferreira 2000, Labrecque 2001).

Le phénotype du lymphocyte change selon les engagements et son niveau de maturation (fig. 2.11). Le lymphocyte naïf (CD62L, CD45RA, CD27+, CD28+, CCR7+) rencontre le peptide pertinent dans le ganglion qui draine le site de l'infection ou d'exposition. Il est prépondérant dans le sang périphérique et les ganglions, notamment chez le jeune enfant et de moins en moins chez la personne âgée (Nociani 2000). Le lymphocyte naïf répond faiblement à une stimulation antigéniques. Si le contexte est favorable (contexte de « danger » -P Matzinger

2002-), le lymphocyte naïf est activé (CD69+, CD25+ puis plus tard, HLA DR+, CD38+), se divise (de 1 à 5 divisions -Oehen 1998-). Avec l'aide des lymphocytes T CD4+ (Hu 2000), le lymphocyte naïf acquière un "phénotype "engagé" : (CD45RO, CD62L-, CD49d+, CCR5+ ; CD27+, CD28+ -Sallusto 1999, Kaech 2001, Le François 2002, Aandahl 2003-).

Figure 2.11 : Vie du lymphocytes en périphérie. Evolution phénotypique au cours de la maturation induite par la rencontre avec l'antigène pertinent.

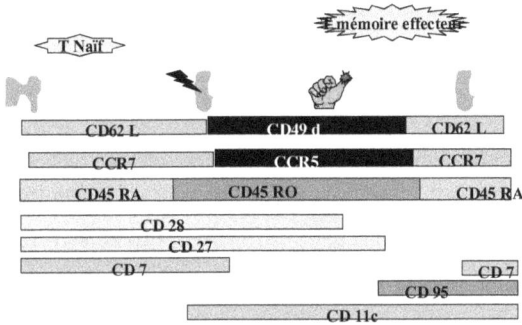

Par la suite, l'expression de CD7, CD28 puis CD27 disparaît progressivement (Hamann 1999, Appay 2002, Tomiyama 2002, Day 2003). Les lymphocytes s'orientent vers un phénotype mémoire (CD7-, 28- 27- -Hamann 1997-). La molécule CD45, commune aux lymphocytes est modifiée, perdant ses domaines (A, B, C) distaux, spécifiques du stade immature (RA) et acquière l'isoforme "mature" (RO –Ferrer 1992, Prince 1992, Bell 1998-). La maturation vers le phénotype mémoire nécessite la présence de T CD4+, d'IL-2 et IL-7 (Bevan 2004). Les lymphocytes mémoires s'activent plus rapidement (délai avant entrée dans le cycle : 12 heures - comparé à 27 heures pour le cellule naïve) et sont plus efficaces notamment en terme de cytotoxicité, production de cytokines régulatrices (Ahmed 1996, Zimmeran 1999, Rogers 2000, Veiga-Fernandez 2000, Landon 2000, Gray-Ahmadzadeh 2001).

Il existe deux types de lymphocytes mémoires (Table III). Les lymphocytes mémoires 'effecteurs' (T_{EM}) CD7- (Wallace 2000) ; CD27-CD28-) ont une réponse rapide et forte capacité proliférative (Macallan 2004). Les T_{EM} sont prépondérants sur les sites effecteurs. Les lymphocytes mémoires 'centraux' (T_{CM}) ré-acquièrent les capacités de migration vers le tissu lymphoïde (CD62L+ ; CCR7+ ; -Geginat, 2001, Faint 2001, Hengel 2003 -). La production de mémoires centraux requière la production d'IL-15 plus que d'IL-2 et la résolution de la cause d'activation sous forme de disparition de l'antigène (Tough 2003, Bevan 2004). L'IL-7 peut également jouer un rôle (Kaech 2003). Ils sont prépondérants dans le sang périphérique et les ganglions. Le lymphocyte mémoire central peut même ré-acquérir le phénotype CD45RA (« Revertant cells » –Nociani 1999). Ces derniers constituent le contingent mémoire à long terme (Salusto 1999, Masopust 2001, Weninger 2001). Cependant, il persiste un inflation des T mémoires avec le temps (Kaech 2003). La filiation entre les deux isoformes (T_{EM} et T_{CM}) est encore source de discussion, certains auteurs proposant qu'il s'agisse de deux voies paralleles (Noble 2002)

TABLE III : Phénotypage des lymphocytes T aux différents stades de maturité

	Naif	Rencontre Ag	Engagement	mémoire effecteur	mémoire centrale
CD62L	+	-	-	-	+
CCR7	+	+	-	-	+
CCR5	-	±	+	±	±
CD49 d	-	-	+	±	-
CD45	RA	RO	RO	RO	RA
CD7	+	+	dim	-	+
CD28	+	+	-	-	-
CD27	+	+	+	-	+
CD11a	bas	bas	haut	haut	haut
CD95	bas	bas	bas	haut	haut

Reconnaissance antigènique par le lymphocyte

Constitution de la diversité : La population lymphocytaire correspondant à la somme d'individualités aux comportements individuels, nous nous sommes intéressés à leur diversité. La partie hypervariable de chaque chaîne est constituée par recombinaison de fragments de gènes V (D) J (ré-arrangement –Davis M 1988 ; Nemazee 2000, Arstila 2000-),

Figure 2.12 : Bases génomiques de constitution de la diversité du récepteur T.

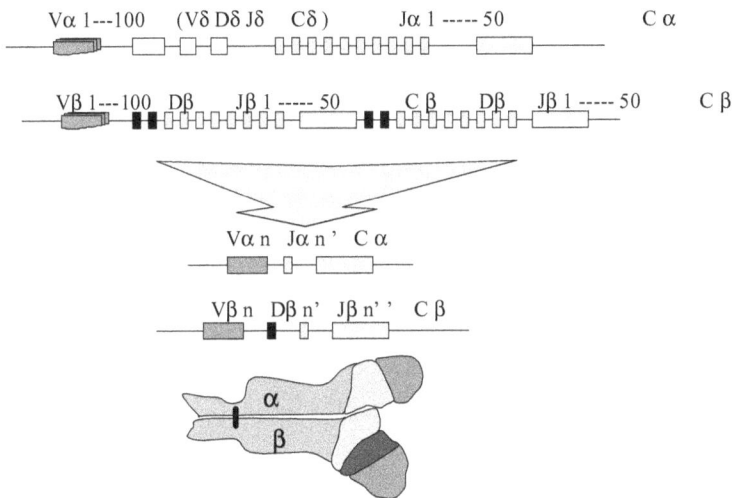

La spécificité des lymphocytes T, hautement diverse, est formée de façon stochastique par assemblages combinatoires de 3 segments VDJ (chaîne β) ou VD (chaîne α) comme les immunoglobulines (fig. 2.12). La spécificité de chaque lymphocyte (plus ou moins précise –Wilson 2005-) reste identique pendant toute sa vie contrairement aux lymphocytes B qui peuvent avoir des remaniements de leur séquence de la partie hypervariable du récepteur (Blish 1999). Le patrimoine génétique du lymphocyte T est donc plus stable.

Les segments sont représentés en de nombreux exemplaires dans le génome (Table IV).

Table IV: Diversité des récepteurs d'antigène T (TCR). Nombre de séquences composants la diversité des TCR ab et gd (M Davis, Nemazee, Arsilla)

	H	L	alpha	beta	gamma	delta
V	250-1 000	250	100	25 -100	7	10
D	10	0		2		2
J	4	4	50-100	12 - 20	2	2

Nombre de combinaisons possibles			
V(D)J	62 500	2500 - 10 000	70
avec jonctions	10^{11}	10^{15}	10^{18}

La combinaison est organisée par les « recombination activating gene » protéines RAG (Rag1 et Rag2) indispensables à la maturation des lymphocytes (Krangel 2001). Un déficit d'expression d'une de ces protéines induit une déficit complet en lymphocytes T et B. La répartition d'expression des isotypes Vβ peut être analysée par cytométrie en flux (fig. 2.13).

Figure 2.13 : Diversité (Vβ) du récepteur T CD4+ ou T CD8+ (protéomique) analysé par cytométrie en flux. Répartition différente pour les T CD4+ et T CD8+ chez des témoins sains.

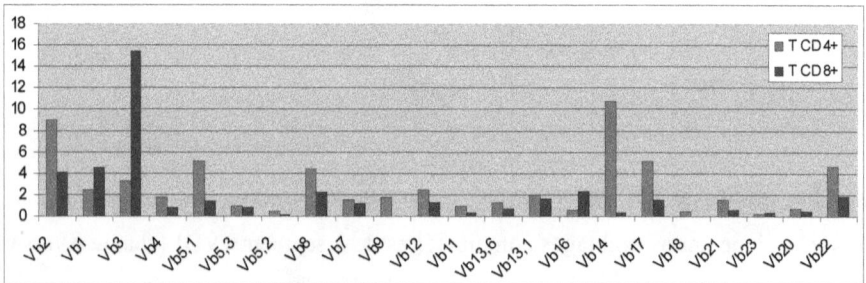

La diversité peut être augmentée par l'adjonction aléatoire de 1 à 6 nucléotides à chaque jonction par l'action de l'enzyme « Terminal déoxynucleotidyl transferase » (Tdt). La longueur de la région varie selon le nombre de nucléotides supplémentaires (Cabaniols 2001) et peut être analysée par électrophorèse capillaire (Arstila 1999, Lim 2002 -fig 2.14-). Le nombre de combinaisons possibles a été estimé à 10^{15} (M. Davis 1988).

Figure 2.14 : Diversité du transcrit du récepteur T analysé par amplification du transcrit de la région CDR3 de la chaîne Vβ (RT-PCR) : exemples de spectre polyclonal ou oligoclonal.

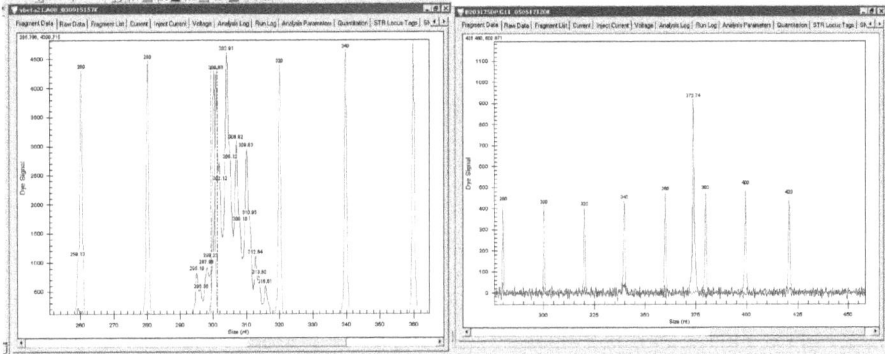

Sélection lymphocytaire : La production non déterministe de la diversité permet la production de tout type de spécificité avec le risque élevé de dysfonctionnements qui doivent être éliminés. Au réarrangement stochastique succède une très forte sélection (Chao 2004). La grande majorité des spécificités sont éliminées.

La première sélection se produit soit parce que le lymphocyte est "inutile", ne reconnaissant aucun ligand, soit parce qu'il en reconnaît avec une affinité trop faible pour permettre de générer le niveau de signal nécessaire à sa survie. Seuls les lymphocytes qui expriment un récepteur avec une affinité intermédiaire pour un ligand survivent (sélection positive).

Les lymphocytes avec une très forte affinité sont également éliminés, (sélection négative) évitant le risque d'induire des réactions excessives, inappropriées, et notamment de réagir contre des déterminants du soi ("To be usefull yet safe" ; Pamela Fink, 2000). La persistance de tels lymphocytes pourrait faire partie de mécanismes d'hypersensibilité (allergies, auto-immunité). La probabilité (chez la souris) d'échappement à la sélection est estimée à 10^{-11} (Muller 2003). Les lymphocytes qui ont survécu à cette sélection drastique finissent leur maturation thymique et se multiplient avant d'être libérés dans le sang périphérique.

Ligands naturels du TCR (objets de reconnaissance) : La très grande majorité des TCR αβ reconnaît des déterminants polypeptidiques. Les déterminants antigéniques doivent obligatoirement être couplés à une molécule du complexe majeur d'histocomptabilité (MHC) nommé Antigène Leucocytaire d'histocompatibilité (HLA) chez l'Homme (fig 1.5). Les molécules "classiques" du MHC sont de 2 types (table V) : Classes I et II. Les molécules de classe I sont présentes sur toutes les cellules nucléées de l'organisme (Heinrichs 1990). Elles sont composées de 3 groupes : A, B, C. comportant chacun de nombreux allèles. Chaque cellule d'un organisme exprime 2 allèles par groupe (un par chromosome parental).

Table V : Allèles du complexes majeur d'histocompatibilité chez l'Homme

groupes	MHC I			MHC II		
	HLA A	HLA - B	HLA - C	HLA - DP	HLA - DQ	HLA - DR
nombre	26	35	14	4 A	13 A	57
				21 B	17 B	

Les molécules de classe II ont une expression restreinte à certaines cellules immunitaires : cellules présentatrices d'antigènes (APC) soit professionnelles (cellules dendritiques et les lymphocytes B) soit occasionnelles (lymphocytes T activés, cellules épithéliales périphériques). Les molécules de classe II comportent 3 groupes : DP, DQ, DR dont deux allèles sont exprimés par chaque cellule présentatrice. Les deux groupes de molécules CMH sont hautement polymorphiques et la probabilité d'expression d'une même combinaison par deux individus non homozygotes est infime. Ces molécules composent l'identité immunitaire (antigènes du soi).

Les cellules dendritiques (DC) ont une forte capacité migratrice et de présentation d'antigènes aux lymphocytes T CD4+. Les cellules sont d'origine médullaire (myéloïdes en majorité). Elle circulent dans le sang ou la lymphe (cellules voilées) sous forme très indifférenciée (CD34+, CD1a/b/c, CD11b/c, CD4+, HLA DR+, CD123 (IL-3 Rec) et CD209+ (DC-Sign). Elles ont une forte capacité de migrer dans les tissus (CCR1+ ; CCR5+, CCR6+, CXCR1+, CXCR2+) et peuvent acquérir des phénotypes spécifiques comme les cellules de Langerhans, cellules interstitielles...(table VI). Une capture d'antigène dans un contexte inflammatoire induit la maturation de la cellule dendritique (CD83+ ; molécules co-activatrices CD40+ et CD80/86+ ; molécules d'adhérence CD54+ et CD58+) et sa capacité de migration (CCR7, CXCR4) vers les tissus lymphoïdes secondaires (cellules interdigitées) très propices à l'activation lymphocytaire. Il existe des cellules dendritiques qui ont une origine lymphoïde (improprement nommées DC plasmocytoides) ou une origine non hématopoïétique (DC folliculaire dédiées à l'activation des lymphocytes B dans les follicules lymphoïdes. Enfin, les DC thymiques (corticales et médullaires) semblent également avoir une origine spécifique.

Table VI : Principales familles de cellules présentatrices d'antigène

	DC myeloide		Langerhans	Cell interdigitées	Centres germinatifs	Plasmocytoide
	immature	mature				
CD1a	+++	+/-	+			+
CD11b				+		
CD11c			+	faible	+	-
CD32	++	-				
CD14	-	-	Langerhine	-	-	-
CD54	+	+++				
CD80/86	-	++	+	+		+
CD83	-	+	+	+		+
CD40	+	+++	+	++	faible	faible
MHC I	++	++++				
MHC II	++	++++				
IL-12	-	++				
CD4					+	+
CD8				+/-		
Phagocytose	++++	-				
Stimulation	+	++++				

Rôle fonctionnel du MHC : le fonctionnement du système immunitaire d'un organisme dépend étroitement de sa capacité d'identification. Il distingue les molécules du soi, qu'il tolère et qui lui sont indispensables pour la réponse spécifique alors qu'il tend à détruire les éléments qu'il ne reconnaît pas comme partie du soi. Les molécules HLA sont liées au processus de reconnaissance des motifs antigéniques par le système immunitaire spécifique. Chaque molécule MHC a la capacité de se lier à un échantillonnage de peptides (de 8-10 AA pour la classe I et 14-18 AA pour la classe II) qu'il présente aux lymphocytes T (Busch 1998 ; Lim 2000 ; Wang 2002, Lippolis 2002, Hiltbold 2002). Le peptide se fixe de façon non covalente dans le sillon de la molécule MHC (formé par un plan β entre deux hélices α) par deux points d'ancrage à ces extrémités (Wang 2002). Ainsi, la composition de cet hétéro-complexe peptide- MHC (p-MHC) assure la double fonction des molécules du MHC : le peptide constitue le déterminant antigénique spécifique ; la molécule MHC constitue le déterminant du Soi.

Tous les déterminants peptidiques des protéines naturelles ne sont pas reconnus (environ 10^{15} possibilités pour 10^{8-9} spécificités clonales dans l'organisme). Le nombre de peptides exprimé par des MHCI a été estimé chez la souris à $5\ 10^{6}$ (Muller 2003). Les peptides immunisants sont sélectionnés notamment par le protéasome et la capacité de fixation au MHC (Mason 1995, Hiltbold 2001). Le lymphocyte ne reconnaît donc qu'une très petite fraction pour identifier une protéine complexe. Des peptides peuvent être communs à plusieurs protéines (réaction croisée). Des peptides proches peuvent être reconnus par le même TCR (réponse dégénérée –Wilson 2005-).

Ligands non classiques : Cependant, une petite fraction de lymphocytes T a la capacité de reconnaître des déterminants autres que les peptides (glycolipides, phospholipides…). Ces molécules sont alors présentées par des molécules non classiques du MHC (classe I) notamment le CD1 a, b, c et surtout d, MICA, MICB,

Qa... (Heinzel 2002), Ces cellules ont des propriétés particulières, encore insuffisamment connues et qui seront évoquées plus tard.

Mécanismes de reconnaissance par le TCR : Le TCR se lie au p-MHC pertinent en position diagonale (Sette 1995). Le fragment CDR3 de la partie variable du TCR comporte la principale liaison avec le peptide, au centre. Le fragment CDR1 lie la partie N terminale de la chaîne α et C terminale de la chaîne β du MHC. La région CDR2 se lie à l'hélice α de la chaîne α du MHC (Liu 2000, Reiser 2002, Wang 2002). L'affinité de liaison du TCR à son ligand est très faible (Matsui 1991, Manning 1999). La liaison spécifique doit durer suffisamment longtemps pour permettre une activation efficace du lymphocyte (Kundig 1996, William 1999, Bousso 1999, Pacini 2000, Kalergis 2001). Les TCR engagés sont éliminés et le nombre de TCR à la surface du lymphocyte T baisse rapidement au cours de la reconnaissance de l'antigène (Valitutti 1997) malgré la présence d'une réserve (Mcneil 2003). La liaison avec son ligand entraîne un changement conformationnel du TCR (Lee 2004).

Des molécules accessoires consolident et prolongent cette liaison (fig. 2.15) :

Figure 2.15 : Molécules impliquées dans la coopération entre lymphocyte T et cellule présentatrice.

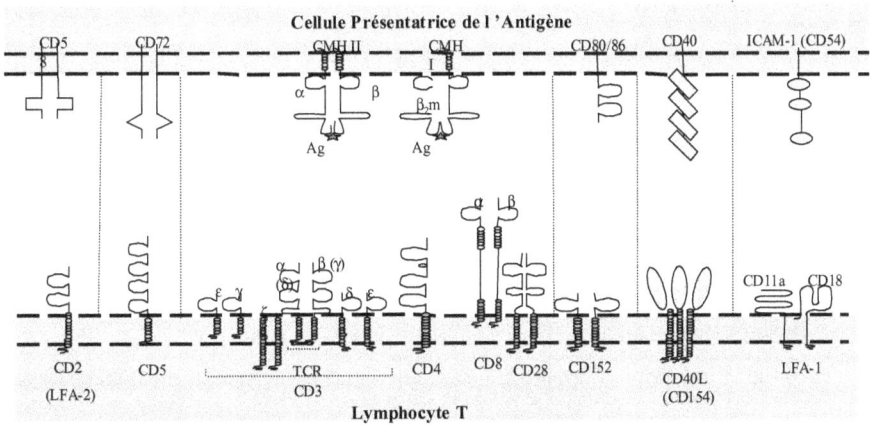

Molécules accessoires : L'engagement, non obligatoire, d'autres molécules peut influencer la réaction cellulaire qualitativement « hypothèse des doubles signaux » (Chambers 2001) le CD28 (exprimé sur les T naïfs et centraux) est requis pour l'activation de cellules naïves alors que le CTLA-4 induirait plus volontiers une anergie (Ledbetter 1990, Azuman 1993, June 1994, Kuiper 1994, Bachmann 1996, Van den Merwe 1997, Edmead 1997, Salazar-Fontane 1998, Gett 2000, Bromley 2001). Les deux molécules se lient « indifféremment » aux deux molécules B7.1 et B7.2 (CD80 et CD86). Le CD28 aurait une plus forte affinité pour B7.2 et CTLA-4 pour B7.1 (Margulies 2003, Linsley 1999). L'engagement du CD28 peut réduire le délai d'activation et la quantité de peptide requis (Viola 1996, Gett 2000, Lezzi 1998, Gascoigne 2004) et amplifier plus de 100 fois le signal (Lezzi 1998). La CTLA-4 n'est pas présent sur la membrane de la cellule au repos et est induit au cours de l'activation, particulièrement au centre de la synapse et pourrait avoir un effet régulateur de la réponse (Margulies 1997, Chikuma 2002).

La molécule CD40L (expression sur les T induite par activation) pourrait induire une activation de la cellule présentatrice en liant le CD40 (exprimé constitutivement sur les APC -Howland 2000, Lefrançois 1999).

Le CD28 serait requis pour les stimulations de faible intensité et notamment les infections prolongées et une activité de type Th2 (King 1995) alors que le CD40L favoriserait la production d'IFNγ et l'activité Th1 (Bachmann 1998).

Le CD5, en liant le CD72 aurait une activité régulatrice, notamment sur la différentiation des lymphocytes activés (Zhou 2000, Azzam 2001, Smith 2001). L'α4β1 se lie au VCAM-1.. La molécule CD95 fortement exprimée sur les cellules T matures pourrait limiter le niveau d'activation en induisant l'apoptose de la cellule présentatrice. Le CD9 (exprimé sur les lymphocytes matures) pourrait favoriser l'induction d'apoptose plutôt que la production d'IL-2 (Tai 1997). Quand la cellule présentatrice est un lymphocyte B, la molécule CD23 lie le CD21. Le rôle de cette liaison n'est pas encore clairement élucidé.

Chaque récepteur possède des constantes d'affinité différentes (table VII).

Table VII : Affinités comparatives de molécules impliquées dans la reconnaissance de l'antigène (p-MHC) par le lymphocyte T (Krummel, 2000)

Recepteur T	PM	Locus	Ligand APC	Chromosome	k on	k off	Phosphorylation	Transduction
					**	/sec		
TCR			p-MHC		0,85-25	0.01 - 0.25	non	non
antagoniste					3,4	4,95		
agoniste faible					1,5	0,36		
agoniste fort					0,9	0,57		
CD3γ	25	11q23					ITAM	p56lyn
CD3δ	20	11q23					ITAM	p56lyn
CD3ε	20	11q23					ITAM	p56lyn
CD3ζ	16	1q22					ITAM x3	p56lyn
CD3 η (souris)	22						ITAM x4	p56lyn
CD4	55	12p12	MHC II β2		nd	nd	oui	p56lck
CD8α	33	2p12	MHC I α3		1,2-100	0.05 - 18	oui	p56lck
CD8β	33	2p12	MHC I α3					
CD28	40 x 2	2q33	CD80/CD86	60 3q21	660	1.6	oui	
CD152 (CTLA 4)	33	2q34	CD80/CD87		940	0.43	oui	
CD154 (40L)	33 x 3	Xq26,3	CD40	48 20q12			oui	
CD2 (LFA-2)	50	1p13	CD58 (LFA-3)		400	4		
CD11a-	180	18p11						
CD18 (LFA-1)	95	21q22,3						Talin
ICAM-1								
CD5	67	11q13	CD72	43-39 x2 9p				
CD7	40	17q25						
CD45			CD22					Photase
CD62 L					200	10		

* Grakaoui   ** x103 /MxSec   nd : non disponible

Molécules d'adhérence et synapse : La liaison p-MHC – TCR-CD4/CD8 reste malgré tout très brève (de 2 à 30 secondes –Davis M 1995-) et nécessite d'être prolongée plus longtemps (jusqu'à 15 à 60 min en moyenne) pour permettre l'accumulation suffisante de signal cytoplasmique (Lezzi 1999, Lanzavecchia 1999). Des TCR doivent être stimulés en nombre minimum pour atteindre le seuil d'activation du lymphocyte (Labrecque 2001). Des molécules d'adhérence sont mises en oeuvre pour maintenir un contact proche entre le lymphocyte et la cellule présentant l'antigène sur une portion de leur surface (10 à 20% de la surface totale):

notamment les molécules d'adhérence CD2 qui se fixent sur leur ligand l'APC (LFA-3 ou CD58 ; CD48 ; CD59 -Green 2000, Sassada 2001, Yang 2001, Lanzavecchia 2001, van den Merwe 2002-); ICAM 1, 2 ou 3 qui se lient à LFA-1 (Dustin 2001). Cette zone de proche contact est nommée **synapse** par analogie à la structure neurologique (Grakoui 1999, Lee 2002, Dustin 2002, Wetzel 2002). La synapse se constitue en 3 à 5 minutes et peut durer 150 min (fig. 2.16 - Lanzavecchia 2001, Dustin 2001).

Figure 2.16 : Construction de la synapse immunologique entre le lymphocyte T et la cellule présentatrice.

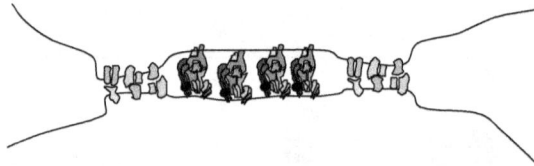

La synapse crée un micro environnement propice à l'activation lymphocytaire par rapprochement des récepteurs entre les deux cellules (SMAC Supramolecular Activation marker –Davis DM 2004-). De plus, alors que les molécules d'adhérence s'organisent en périphérie de la synapse, les TCR, CD4/8 et molécules co-activatrices se rassemblent progressivement au centre de la synapse (Dustin 1999, QI 2001, Brossard 2005). Les cytokines produites et éventuels facteurs cytotoxiques sont préférentiellement produit dans le volume restreint de la synapse (Davis SJ 2001).

La formation synaptique permet donc de rapprocher des structures membranaires (lipid raft) et cytoplasmiques (séquences ITAM, tyrosines kinases) impliquées dans le mécanisme de transduction du signal (Lee 95, Hiltbold 2003, Lee 2002, Nel 2002 I et II, Krogsgaard 2003-). Le CD45 qui a une activité phosphatase régulatrice est repoussé vers la périphérie.

La formation de la synapse est requise pour l'activation mais aussi l'engagement de lignée (Maldonado 2004) ou la cytotoxicité (Davis SJ 2001).

Transmission du signal : La liaison du TCR au peptide pertinent entraîne l'activation du CD3 qui, par un mécanisme très complexe et redondant, va aboutir à l'activation de la cellule (Cantrell 1998, Germain 1999, Ehrlich 2002, Glimcher 2004) selon l'état fonctionnel de la cellule T (Gett 2003). Résumé brièvement (fig. 2.17), les kinases de tyrosine de la famille syk (Lck et Fyn) induisent la phosphorylation des fragments cytoplasmiques ITAM du CD3. Chaque chaîne CD3 possède un motif ITAM sauf la chaîne ζ qui en exprime 3). La phosphorylation par les protéines Syk active alors la protéine Zap-70 (Lee 2002, Minami 1987). Les molécules CD4/CD8, qui possèdent aussi un motif ITAM cytoplasmique (Arcaro 2001), amplifient la phosphorylation du CD3 par l'intermédiaire de la tyrosine kinase p56[lck] qui interagit directement avec ZAP-70.

La phosphorylation des récepteurs membranaires entraîne l'attraction et l'activation de la molécule Zap-70 qui, à son tour, active des kinases de la famille Tec. Ces processus en chaîne ont un effet d'auto-amplification et induisent l'activation des adaptateurs (LAT, SLP-76, vav, Rac, c-Cbl, p62dok..) et enzymes (Phospholipase C, Calcineurine A –cible de la cyclosporine et du FK506-..). L'activation se poursuit par les cascades de GTPases, mitogène activated protein kinases (MAPK), Phosphatidyl Inositol 3 kinases (PI-3k)... La combinaison complexe de ces cascades concourt à l'activation de régions de régulation des gènes par les facteurs de transcription (c-fos, c-jun, NFAT, NF-κB, AP-1...) avec des effets variables (stimulation, apoptose...) selon le contexte. Le CD28 amplifie le signal et l'oriente vers l'activation (MEKK2 – JNK, p38 et NF-κB) plutôt que l'apoptose (c-myc). Les facteurs STAT4, JNK2, p38 favorisent l'activité de type Th1 alors que les STAT6, GATA-3, NFATc, cEBP, c-MAF..) favorisent l'activité Th2 (Glimcher 1999).

Figure 2.17 : Transmission du signal induit par la liaison spécifique du TCR au ligand p-MHC pertinent. Induction de phosphorylation des motifs ITAM des molécules CD3 jusqu'à l'activation des facteurs nucléaires qui déclenchent la lecture des gènes d'activation (CD69, IL-2, IL-2 récepteurs..).

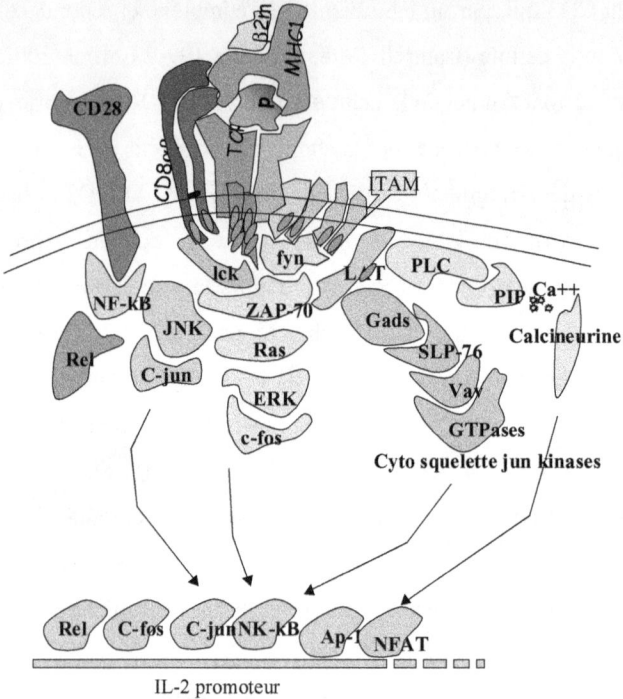

IL-2 promoteur

Interleukine 2 : La survie de la cellule et peut-être son entrée dans le cycle nécessitent la présence d'Interleukine-2 (Cantell, 1984 ; Perkins 1993, Chakrabarti 1999) ou de son homologue IL-15 (Li 2001). Pendant l'activation, le lymphocyte exprime très rapidement de l'IL-2 et son récepteur (après 72 à 96 heures). L'expression du récepteur la rend sensible à l'interleukine et est le facteur limitant de la réponse cellulaire T (Lezzi 1999). L'intensité d'expression du récepteur est proportionnelle à son degré d'activation. La capture et internalisation de l'IL-2 couplé à son récepteur sont nécessaires pour l'activation cellulaire (Duprez 1992). Il peut utiliser directement l'IL-2 qu'il sécrète (autocrine) mais une production externe survient par activation d'autres lymphocytes proches (Perkins, 1993).

Cinétique p-MHC : L'antigène est rapidement capturé par les cellules macrophagiques. Ces cellules migrent vers le ganglion le plus proche et mûrissent en cellules présentatrices d'antigène. Les délais de présentation sont assez courts (environ 24 heures –Langenkamp 2000, Miller 2004). Probablement du fait de la compétition entre peptides de différentes natures, le nombre de molécules impliquées dans la présentation du peptide spécifique est environ 0.1% des molécules disponibles à la surface de la cellule (en moyenne 200 000 molécules par cellule Harding 1990) c'est-à-dire 1000 à 2000.

Un lymphocyte T scanne les cellules dendritiques qu'il rencontre jusqu'à reconnaissance d'un peptide pertinent. La durée de scanning a été estimée à 5 min chez la souris et environ 4000 DC sont scannées (Miller 2004).

La majorité des p-MHC est engagée dès les 5 premières minutes de la rencontre avec le lymphocyte spécifique (Grakaoui 1999). La présentation des p-MHC reste stable pendant une durée moyenne d'activation. Cependant, les cellules présentatrices ont une courte durée de vie (environ 100 heures) et meurent dans les 48 heures après leur reconnaissance par le lymphocyte T (Lanzavecchia, 2000). L'apoptose des APC peut être induite par liaison du p-MHC avec le TCR (Drénou 1999, Vlad 2005). Ceci représente un mode de régulation de la réponse Immunitaire.

Cinétique d'activation lymphocytaire : Le processus d'activation lymphocytaire joue un rôle fondamental dans les différentes étapes de production, sélection, et maturation du lymphocyte. Au cours de l'ontogenèse, la reconnaissance d'un ligand substitutif (peptide du soi) détermine la sélection d'allèles codant le TCR, et de survie / prolifération de la cellule. La quantité théorique de peptides de substitution (self-peptides) a été estimée à $3 \cdot 10^7$ chez la souris (Muller 2003). En périphérie, la rencontre de l'antigène pertinent détermine la survie, l'expansion clonale (pour les clones les plus adaptés) et la persistance mnésique.

Si le signal cytoplasmique induit par la reconnaissance du complexe p-MHC atteint un seuil suffisant pendant un temps limité, le lymphocyte entre en cycle de prolifération qui déclenchera des divisions (prolifération) et sa maturation. L'effet de la reconnaissance dépend donc directement de la cinétique de liaison, très variable selon le peptide présenté (Valitutti 1995 ; Souza 2000). L'affinité du TCR (Valitutti 1995, Salzman 1998 ; Rosette 2001, Kersh 2001, Wang 2002, Krummel 2002, Jäger 2002, Dutoit 2002) pour le complexe p-MHC est très faible (kon : 10^5/M/sec) et la constante de dissociation très rapide (0.02/sec Corr 1994). Ces variables cinétiques ont pu être déterminées pour quelques molécules par méthode de résonance de plasmon (ex Biacore®) et sont résumées dans la table VI. La liaison avec le complexe p-MHC est très brève : 1/2 vie d'environ 35 sec (Lord 1999).

La nature des peptides a un rôle important pour la qualité de la réponse (rapidité, amplitude) immunitaire qu'ils induisent (Margulies 1997, Madrenas 1999, Manning 1999, Kumar 2001). En fait, l'avidité de reconnaissance semble au final plutôt influer sur la qualité de la réponse (ex choix de lignée T4/T8, orientation fonctionnelle Th1/Th2) tout en gardant un avantage de compétition (Kassiotis 2003). Des peptides peu différents (par substitution d'un seul acide aminé) peuvent modifier les constantes cinétiques de telle façon que le peptide peut ne plus être stimulant (antagoniste –Grakoui 1999-).

Effets durée et doses de l'antigène : Le degré d'activation dépend de la concentration de l'antigène (Korb 1999, Savage 1999, Rosette 2001, DiPaolo 2002). Pour atteindre le seuil de signal suffisant pour déclencher la prolifération du lymphocyte (Langenkamp 2002), un nombre minimal de peptides (estimé à 100-1000 par cellule) doit être présent (Demotz 1989, Christinck 1991, Harding 1996, Valitutti 1996, Grakoui 1999,). De 10 à 50 peptides par synapse sont nécessaires pour activer un lymphocyte T CD8+ et 50 à 100 pour le T CD4+ (Irvin 2002). Chaque peptide spécifique représente moins de 1% des divers peptides exprimés à la surface de l'APC. Un nombre de peptides trop petit ou des peptides à faible affinité (peptide antagoniste) peuvent avoir un effet inverse sur l'activation du lymphocyte T (anergie - Korb 1999, Grakoui 1999, Kersh 2001-). La concentration des peptides module le niveau (nombre) d'activation des lymphocytes mais non pas le nombre de divisions (Lee 2002).

L'activation doit durer au moins 20 heures pour être efficace sur les lymphocytes T naïfs alors qu'une heure est suffisante pour les lymphocytes mémoires (Lezzi 1998). La présence du peptide n'est nécessaire que dans les premières étapes d'activation des lymphocytes T effecteurs et mémoires (Lee 2002). La persistance du peptide est requise pour une expansion clonale (Lefrançois 2003). Ceci explique la plus forte réponse aux vaccins vivants inactivés comparés aux vaccins tués ou antigènes purifiés.

L'implication d'une molécule de co-activation (CD28) permet de réduire considérablement concentration minimale de peptides (1/5 à 1/8) ou la durée nécessaire pour la stimulation (Lezzi 1998). Mais, la plupart de ces études cinétiques de cellules spécifiques in vivo ont été pratiquées dans des conditions très artificielles, chez la souris, en utilisant des lymphocytes transgéniques pour le TCR.

Disponibilité des TCR membranaires : Le TCR est exprimé en densité très stable à la surface du lymphocyte au repos (25-35 000 TCR par cellule). Il semble en fait que les TCR suivent un cycle permanent à la surface de la cellule avec des internalisations et réexpressions. Le total des TCR est recyclé en environ 1 heure (Liu 2000, Favier 2001). Une petite fraction est éliminée mais remplacée par une production constante (1.4 à 2.3%, Liu 2000).

En cas de liaison à un ligand pertinent, les TCR (et CD3 qui lui sont associés) qui ont été utilisés sont éliminés du cycle de renouvellement (Ginaldi 1996,

Dietrich 2002), conduisant à une décroissance de la densité membranaire du complexe TCR-CD3 (Valitutti 1997, Lee KH 2003). La décroissance a une demi-vie de 15 à 30 secondes et atteint un plateau dans les 3 heures (Valitutti 1995). Elle persiste 5 à 8 jours (Viola 1996). Ce phénomène à été utilisé pour mesurer la cinétique d'activation du lymphocyte (Valitutti, 1995 ; Viola, 1997 ; Jäger, 2002). La décroissance est spécifique de l'engagement sur le p-MHC. Par exemple, en cas de double TCR, seul le TCR impliqué est éliminé (Padovan 1995). Elle est corrélée à l'affinité du TCR pour le complexe p-MHC (Kim 1996). La cinétique de renouvellement ne semble pas modifiée par l'activation mais le taux de renouvellement (synthèse) du TCR peut être triplée (Von Essen, 2004). Par contre, des TCR sont recrutés de toute la surface du lymphocyte (Edinger 2003, Dustin 2004). Le mode de reconnaissance sont très variés (Friedl 2002).

Les autres molécules CD4 et CD8 sont étroitement liés à l'expression du TCR au cours des mouvements de membrane (« co-capping » -Biselli 1992, Carruso 1997-). Elles sont également consommées au cours du processus de reconnaissance suivant la cinétique du TCR-CD3 (Viola 1997, Cawthon 2002).

De nombreux TCR sont engagés simultanément. Les TCR consommés peuvent être remplacés par recrutement de TCR hors synapses (Shaw 1997, Geisler 2004). La disponibilité de complexe p-MHC peut être limitante. Le nombre de peptides pertinents peut être augmenté par recrutement au sein de la synapse (Hiltbold 2003). De plus, plusieurs (de 10 - 200) TCR peuvent lier le même complexe p-MHC successivement (« serial engagement » - Valitutti 1995, Davis M 1995 ; Hudrisier 1998, Itoh 1999, Borovski 2002-) bénéficiant de la synapse.

Un nombre suffisant de TCR doit être activé (Tanchot 2001, Bitmansour 2002). Un minimum de 8 000 TCR membranaires (1000 avec engagement du CD28) est requis (Viola 1996 ; Lanzavecchia 1999). Si le nombre initial de TCR engagés est insuffisant, le processus d'activation peut échouer avant d'atteindre le point de non retour vers l'entrée dans le cycle. La consommation (inefficace) de TCR peut le mettre dans un état réfractaire en attendant la reconstitution du nombre nécessaire. L'anergie peut persister 7 à 21 jours (Foulds 2002).

Phénotypes d'activation lymphocytaire : Au cours de l'activation, les lymphocytes acquièrent des molécules de surface le CD69 (Mardiney, 1993 ; Rosette 2001, Wallace 2004) et le CD25 (chaîne alpha du récepteur d'Il2 (Smith 1989), HLA-DR et CD 38 notamment (Biselli 1992, Carruso 1997). Les CD69 (Marzio, 1999, D'Ambrozio, 1993) et CD25 jouent un rôle d'amplification dans le processus d'activation et sont nécessaires à la survie et éventuellement à l'entrée dans le cycle du lymphocyte. Le CD69 est une lectine calcium-dépendante fixant des ligands carbohydrates ubiquitaires (Bezouska 1995). Il apparaît dès $16\text{-}18^{H}$ d'activation et persiste 1 à 2 jours. L'IL-2 est produite dans les 24-48 heures (Burke 1997). Des données récentes suggèrent que la production individuelle in vivo soit encore plus précoce (6-8 heures Sojka 2004). Le CD25 apparaît après 72 à 96 heures d'activation et persiste 2 à 3 jours (Nakamura 1989). Le HLA DR et le CD38 apparaissent plus tard et persistent plus longtemps (Liu 2001). Le rôle du CD38 dans l'activation n'est pas élucidé.

Dynamique de la population lymphocytaire

La population lymphocytaire T $\alpha\beta$ est estimée à 10^{10} à 10^{12} dans un organisme de 70kg (Pakker 1998, Sprent 1994). Environ 0.01 à 1.4% des lymphocytes sont renouvelés chaque jour ce qui correspond à une production journalière de 10^8 à 10^9 (10^9 dans la reconstitution de lymphopénie induite par VIH –Wei 1995, Ho 1995-). La population T garde une très grande diversité, estimée a 10^9 - 10^{10} spécificités différentes par personne (Davis M 1995).

La représentation de chaque individualité au sein de la population lymphocytaire dépend donc de la diversité initiale, fortement sélectionnée mais varie constamment dans le temps en fonction des sollicitations extérieures. Du fait des sollicitations permanentes de l'organisme, par le milieu extérieur ou saprophyte, de nombreuses spécificités sont sollicitées successivement. En l'absence de régulation drastique, ces expansions cumulées pourraient conduire à une importante inflation de la population globale ou de certains de ces clones.

Dynamique d'un clone stimulé par un antigène : La reconnaissance efficace d'un antigène conduit les lymphocytes T concernés à une entrée en cycle et à une prolifération importante (Callan 1996). Si le signal est suffisant, les lymphocytes T CD8+ entrent en cycle de division après environ 36-60^H avec un maximum au 3-4ème jour (Hasbold 1999, Gett 2000, Foulds 2002, Lee 2002). Il s'ensuit 6 à 8 divisions (nombre x64 à x256) pour les T CD8+ ; pouvant atteindre éventuellement 15 divisions (10^4 cellules en 7-8 jours (Hasbold 1999, Bevan 2004). Le nombre de divisions reste relativement constant (Lanzavecchia 2000). Pour des raisons inconnues les lymphocytes T CD4+ ont une cinétique de prolifération plus faible : 3 à 5 divisions pour les T CD4+ (nombre x 8 à x 32), délai de première division supérieur (48-72 h), prolifération maximale à 8 jours (Foulds 2002) et sont moins résistants. Inversement, les T CD4+ sont moins sensibles à l'apoptose induite par l'activation (Maini 1998). Chaque nouvelle division dure environ 8 à 10 heures (Lanzavecchia, 2000, Schrum ; Gett 2000). La présence du peptide n'est pas requise après l'induction initiale (1-2 heures pour les lymphocytes mémoire (Lee SJ 2002). La population concernée croît pendant 7 à 10 jours et commence à décroître ("contraction") après 11 jours. L'activation étant généralement suivi de la mort cellulaire (« activation induced cell death » Callan 2000). La fréquence des lymphocytes T spécifiques ne dépasse généralement pas 1-2% des lymphocytes circulants (Di Paoli 1993, Mollet 2000, Belz 2001, Davenport-Calina 2002, Appay 2002). En cas de nouvelle sollicitation, la croissance est plus précoce (pic à 5-7 jours) et plus intense (Ahmed 1996, Zimmerman 1999, Badovinac 2000, Roger 2000). La cinétique mais aussi la qualité de réponse dépendent de la durée d'exposition à l'antigène (Roger 1999). Des expqnsion oligoclonqles sont possibles (Maini 1999) Ainsi, des vaccinations à germes vivant atténués induisent une plus grande réponse qu'avec des germes inactivés (Lefrançois, 2003).

La fraction de cellules spécifiques représente alors moins de 1% de la totalité des lymphocytes T circulants (Lefrançois, 2003). La stimulation expérimentale de lymphocytes par infection à un virus de la choriomeningite lymphocytaire (LCMV) entraîne une très forte expansion (d'une centaine de cellules initiales à 10^7 après 1 semaine et 14 divisions successives). Le pool mémoire résiduel est réduit à 10^5 cellules (Blattman 2002). La présence de lymphocytes T Spécifiques d'un antigène tumoral (MART-1 de mélanome) a été trouvée à $0.7^{\pm 0.6}$ pour 1000 lymphocytes alors que la fréquence des lymphocytes spécifiques de la grippe (Influenza matrix) était de $3^{\pm 5}$ pour mille (Pittet 1999). Des valeurs équivalentes on été retrouvées pour le virus CMV (Bitmansour 2001) et étaient un peu plus élevées pour le virus EBV (1 à 4% -Hislop 2001).

Une très faible fraction de la population stimulée peut persister des décennies formant la mémoire immunitaire (Maini 1999). Ce phénomène est encore mal expliqué. La durée de vie d'une cellule immunitaire habituellement très courte (quelques semaines) peut être prolongée pour les cellules mémoires centrales dans un contexte environnemental particulier. La persistance de peptides d'intérêt a également été évoquée bien que le mécanisme n'en soit pas connu. Les peptides du soi pourraient participer à cette mémoire antigénique. Quoiqu'il en soit, cette mémoire lymphocytaire est très minoritaire et difficile à évaluer par les moyens technologiques actuels.

Modifications qualitatives : Les propriétés de liaisons du TCR sont définitives contrairement aux immunoglobulines, la structure du TCR n'est pas influencée par l'environnement (Blish 1999). Par contre, les expositions aux antigènes influent directement sur la dynamique de population, favorisant les spécificités les plus concernées aux dépens des autres (expansion sélective, -Busch 1999-). Les lymphocytes T CD8+ sont en compétition pour entrer en contact avec le p-MHC et les spécificités qui ont la meilleure affinité seront stimulées en priorité, favorisant certains épitopes (dominance d'épitope) et certains récepteurs (maturation d'affinité) lymphocytaires (Kedke 2000).

En absence de stimulation antigénique (expérimentale, chez la souris), le renouvellement homéostatique des lymphocytes est plus lent et moins intense : T CD4+ 1 seule division, T CD8+ 3-4 divisions (Feirrera 2000).

Homéostasie lymphocytaire : L'espace disponible pour les lymphocytes étant constant au cours de la vie, des mécanismes sont en place pour réguler leur production et prolifération en fonction de l'encombrement spatial (« space sensing » Jameson 2002, Freitas 1999).

Homéostasie régulatrice : La très forte prolifération des lymphocytes sollicités crée un déséquilibre de l'homéostasie lymphocytaire. Des mécanismes de maintien du volume total (homéostasie) entraînent une décroissance compensatrice de certaines spécificités moins sollicitées. Après la résolution de la cause de cette extension (ex : infection..), la prolifération est rapidement réversible (Tanchot 1997). Les clones impliqués subissent une "contraction" naturelle pour revenir à une représentation faible bien que légèrement supérieure au niveau initial. En absence de nouvelle sollicitation (rappel), le clone continue à décroître doucement avec le temps (Badovinac 2002).

Les mécanismes ne sont pas encore clairement élucidés. Les mécanismes d'activation pourraient être auto-limitants du fait de la courte disponibilité du peptide pertinent, la saturation de récepteurs, la compétition entre les ligands pour des récepteurs communs, la production de récepteurs solubles... Les lymphocytes T régulateurs pourraient jouer un rôle important (Almeida 2005). La décroissance rapide doit alors être compensée par un comblement par les autres clones à moins qu'une autre stimulation apparaisse.

Un clone ne peut pas persister à taux élevé, pendant une grande période de temps si la sollicitation antigénique a disparue en dehors de prolifération autonomisée (syndrome lympho-prolifératif). La survie totale d'un lymphocyte T naïf CD4+ a été estimée à 78 jours et 162 pour les T CD8+ (Polic 2001). La survie est réduite à 48 et 16 jours respectivement si le TCR n'est pas exprimé expérimentalement (mimant l'absence de stimulation). La sénescence lymphocytaire semblant inéluctable après 35 cycles de division (Davenport-Callan 2002). La fréquence de lymphocytes spécifiques naïfs a été estimée à 10^{-6} alors que les cellules spécifiques mémoires, résiduelles après expansion et contraction peuvent atteindre 10^{-4} à 10^{-3} (Dunbar 2000, McMichael 2001, Pittet 2002) ce qui correspond à environ 10^7 ou 10^8 cellules dans l'organisme (Dunbar 2000).

Homéostasie compensatrice : Inversement, en cas de lymphopénie ou d'absence de stimulus, une expansion spontanée se produit pour maintenir un taux de « remplissage » optimum. Nous avons déjà mentionné que la production thymique peut être augmentée mais il semblerait que la majeure compensation se produise au niveau des tissus lymphoïdes secondaires (Dummez 2001), notamment de « niches » où l'environnement est particulièrement favorable (Khaled 2002). Les mécanismes ne sont pas clairement compris. La survie des lymphocytes est fortement compromise en absence d'antigène, particulièrement les T CD5+ (Ferreira 2000). Le TCR peut être impliqué mais les molécules co-activatrices ne sont pas requises (CD28, CD40… -Prlic 2001-). Les lymphocytes pourraient acquérir une plus grande sensibilité aux peptides du soi et aux antigènes périphériques (Fry 2001, Plas 2002, Kieper 2004, Almeida 2005) par baisse de leur seuil d'activation (Marleau 2005) maintenant la prolifération de certains clones, même au stade de mémoire (Schuler, 2004). La production de facteurs de croissance semble importante, notamment d'Il-7 pour les lymphocytes naïfs et T CD4+ alors que l'Il-15 serait plus active sur les lymphocytes cytotoxiques (T CD8+, NK et Tγδ -Marrack ; Prlic 2002-). En cas de lymphopénie aiguë importante, une prolifération active rapide, indépendante d'IL-7 est observée (Min 2005).

Au cours de la croissance, la production thymique est importante pour adapter le nombre de lyumphocyte nécessaire (Tanchot 1997). La compensation peut également être observé dans les reconstitutions immunies par exemple au cours du traitement du SIDA (Appay 2002, Hatzakis 2000). Inversement, les mécanuismes d'homéostasie peuvent être utilisés pour augmenter le réponse dans les traitements par transfert cellulaire, en favorisant la multiplication des cellules transplantées (Baccala 2005).

Une production homéostatique, non déterministe, pourrait être à l'origine de trouble dysimmunitaire en permettant à certains clones indésirables de proliférer - notamment un déséquilibre entre les stades de maturité. Ce mécanisme pourrait expliquer l'immuno-sénescence (restriction de diversité croissante avec l'âge, augmentation de dysimmunité -Le Maoult -) et l'augmentation du risque des désordres auto-immuns chez les immunodéprimés (King 2004 ; Morell). Il a été démontré que seule une partie (30%) des lymphocytes était sensible à la prolifération homéostatique (Suh). L'abaissement du seuil d'activation pourrait être un mécanisme de prévention de la prédominance d'un petit nombre de clones (oligoclonal) en élargissant le nombre de spécificités stimulées (Marleau 2005) et la compétition clonale (Troy 2003). De plus, il semblerait que la régulation soit restreinte à chaque compartiment T naïfs, T matures, B et T$\gamma\delta$ permettant de maintenir un équilibre (Freitas 1999, Tanchot 1997). Par exemple ; la prolifération homéostatique ne permet pas la maturation de cellules naïves en cellules mémoires (Tanchot 1997). Par contre, ces mécanismes peuvent dépasser le clivage T CD4/ T CD8 permettant une lymphocytose T CD8 compensatoire dans la lymphopénie T CD4 induite par VIH.

Sociologie lymphocytaire : L'analyse quantitative globale de la population lymphocytaire n'a donc pas grande signification. Les variations quantitatives significatives n'apparaissant qu'à des stades tardifs quand les mécanismes de compensations sont dépassés. L'analyse de la population dans son ensemble ne peut pas refléter une désordre dont seul un petit groupe lymphocytaire minoritaire (oligoclonal ou monoclonal) peut être responsable.

La stimulation antigénique ne modifie pas la structure hypervariable des TCR mais les compétitions favorisent progressivement l'expansion des clones les plus performants et/ou utiles, surtout au cours des rappels, réduisant l'aspect la diversité de façon déterministe (Bousso 2000).

Compte tenu de son étendue, il est difficile d'analyser la diversité des TCR $\alpha\beta$. Deux moyens sont disponibles : une série d'anticorps solubles, spécifiques de la partie V de la chaîne β du TCR (24 anticorps disponibles) permet d'approcher leur distribution par cytomètrie en flux (fig. 2.13). Pratiquement tous les isotypes peuvent être représentés sur les Lymphocytes T CD4+ (de 0.2 à 5% de lymphocytes T CD4+ en général). La distribution est plus restreinte pour les lymphocytes T CD8+ mais aucun pic n'est exprimé par plus de 10% des lymphocytes. La longueur de la séquence de la partie variable peut également être analysée par électrophorèse capillaire sur séquenceur après RT-PCR pour chaque chaîne Vβ (Cabaniols, 2001, Arstila, 1999). Elle est habituellement répartie en 6 à 9 pics, répartis de façon gaussienne représentant les différents nombres de nucléotides jonctionnels ajoutés (fig.2.12). Une restriction de diversité peut être observée sur des sites inflammatoires (Polymyosite -Nishio 2001).

La détection de clones spécifiques est maintenant possible avec les techniques de polymères de molécules MHC (Pittet 1999, Dunbar 1998).

Inversement, la détection d'un groupe lymphocytaire très homogène (possiblement monoclonal) persistant (plus de 6 mois) au sein d'une population aussi diverse doit avoir une signification.

Conclusion : Les lymphocytes ont des caractères phénotypiques très stables, en qualité et en densité, en dehors de sollicitation physiologiques. Seuls les récepteurs « utiles » sont exprimés et chaque marqueur de surface a une signification physiologique. La modification de densité ou une expression ectopique d'un marqueur doivent donc avoir une signification sur une sollicitation en cours ou récente et sur un risque de dysfonctionnement. Inversement, il est possible que des sous-types fonctionnels particuliers restent à identifier.

La population lymphocytaire est hautement diverse, adaptative, en perpétuel remaniement (plasticité) selon ses sollicitations. L'étendue de la diversité reflète l'étendue du spectre antigénique auquel le système peut réagir. Une réduction de diversité peut être due à un trouble immunitaire actuel ou passé et peut signifier une fragilité face à un environnement agressif. La détection d'un clone prédominant à plus de 1% de la population étudiée, pendant une durée de quelques mois pourrait signifier la persistance du phénomène causal (infectieux) dans des conditions physiologiques ou l'autonomisation du clone avec des risques lymphoprolifératifs qui restent à évaluer.

Ces propriétés de reconnaissance, adaptation (plasticité), réaction appropriée et mémoire confèrent au système immunitaire spécifique les caractéristiques d' "intelligence" ou cognitif (Cohen).

Caractéristiques des lymphocytes T Non Conventionnels

Lymphocytes intra-épithéliaux :

Les lymphocytes T appartiennent à deux compartiments, différant par leur ontogénèse et leur distribution tissulaire. Les lymphocytes conventionnels, systémiques, naviguent entre les territoires immunitaires secondaires (rate et ganglions) et constituent la majorité des lymphocytes périphériques. Les lymphocytes intra-épithéliaux sont dédiés aux muqueuses. Ils sont minoritaires dans le sang périphérique mais sont responsables de la protection de toute l'interface entre l'organisme et l'extérieur, qui comporte de très grandes surfaces. Ils ont une origine thymique très brève et complètent leur ontogénèse et sélection dans les territoires immunitaires associés aux muqueuses (MALST) surtout intestinaux (GALT) dans les plaques de Peyer (Guy-Grand 1991, Cruz 1998, Helgeland 1999, Lefrançois 1995, Marquez 2000).

Lymphocytes T γδ :

Si les lymphocytes T αβ, conventionnels, dichotomisés dans les deux sous-groupes CD4 et CD8, forment la grande majorité des lymphocytes T circulants, ils ne sont pas exclusifs. Il existe, en effet d'autres populations qui sont moins nombreuses et moins connues.

Les lymphocytes T gamma, delta (Tγδ) sont d'authentiques lymphocytes T qui expriment le CD2 et le CD3 mais leur récepteur spécifique d'antigène est constitué d'une chaîne gamma et d'une chaîne delta (TCRγδ). Le récepteur T comprend une partie hyper variable composée de deux éléments VD (chaîne γ) ou trois éléments VDJ (chaîne δ) (Table IV) dont les combinaisons permettent de constituer une diversité encore plus étendue que pour les Tαβ (M Davis 1988).

Les lymphocytes Tγδ se distinguent des Tαβ par de nombreux aspects (Bluestone 1995). Les lymphocytes Tγδ ont un parcours ontogénique particulier.

En effet, s'ils ont un passage obligatoire par le thymus dans les phases très précoces (Helgeland 1997, McVay 1998) avec constitution de la diversité (Galagher 2001) et sélection négative (Dent 1990), ils quittent très rapidement le thymus pour aller continuer leur maturation dans les sites lymphoïdes associées aux muqueuses (MALT). Les lymphocytes Tγδ semblent particulièrement dédiés à l'immunité de la peau et des muqueuses notamment intestinales et broncho-pulmonaires (Ferrick 2000, Beagley 1998, Bagriacik 2000). Ils ne représentent qu'une petite fraction (<5 %) des T périphériques mais, du fait de leurs tropismes tissulaires (Di Liberto 2000), leur nombre total dans l'organisme pourrait être aussi important que celui des lymphocytes Tαβ, encore que ceci ne soit pas clairement documenté.

Si leur diversité est potentiellement très grande, ils semblent avoir des fonctions et des distributions dans l'organismes très restreintes selon leurs isotypes. En effet, plusieurs études chez l'adulte ont montré que la répartition des isoformes Tγδ était restreinte selon les compartiments bien que quelques ambiguïtés persistent dans la littérature, dues à un problème de nomenclature (Lefranc 1999). Les isotypes Tγ2δ2 (Chen 2003) ou Tγ9δ2 (Parker 1990, Di Libero 1997, Dechanet 1999, De rosa 2001) ou encore γ1 (Hviid 2000) par exemple, sont très nettement majoritaires dans le sang périphérique alors que les Tγ5δ1prédominent dans la peau et les Tγ6δ1 au niveau des muqueuses intestinales ou utérines et les Tγ4δ1 dans les tissus lymphoïdes secondaires (ganglions, rate -Carding, 2002-). L'intestin pourrait constituer leur sanctuaire (Lin 1999). Les Tγ9δ2 peuvent être l'objet de lymphome nasal (Oyoshi, 2003).

Les lymphocytes Tγδ reconnaissent des déterminants antigéniques présentés par des molécules du MHC mais seulement les groupes "non classiques", ubiquitaires comme le CD1, le MIC-a, le MIC-b…-Chien 2000, Morita 2003-). Ces molécules MHC "non classiques" présentent des antigènes non peptidiques, mais des particules antigéniques de type phospholipidique ou glycolipidique (Julien 1997, Kato 2001). Ces groupes ne sont pas polymorphiques et les lymphocytes Tγδ n'ont qu'une très faible restriction du groupe MHC (Carding 2002, Chen 2003, Hviid 2000) ce qui les place à la frontière entre l'immunité spécifique (cognitive) et l'immunité non-spécifique (innée).

Les Tγδ1 reconnaissent plus volontiers les molécules MHC de type MICA ou MICB, ainsi que les molécules HLA A2 et A24 et CD1c. Les Tγ-δ2 reconnaissent des antigènes de stress présentés par les molécules de type HLA DRW53 comme l'Heat Shock Protein (HSP) 65 des mycobactéries (Mak 1998) ou encore des toxines (toxine tétanique, ou toxine du staphylocoque –SEA-) et le palmidronate (Carding 2002).

Classiquement, la plupart des lymphocytes γδ n'expriment ni CD4 ni CD8 et ils constituent la majorité des lymphocytes T circulants double négatifs (DN). Une petite fraction des lymphocytes T γδ peut cependant exprimer le CD8 (Straube. 2000 ; De Paoli 1991). Ces derniers pourraient avoir un développement ontogénique particulier avec une persistance plus longue dans le thymus (Bagriacik 2000). Le CD8 serait alors impliqué dans l'interaction avec la molécule de MHC non classique (Carding 2002, Hiviid 2000, Kawahshima 2003, Gao 2000).

Les lymphocytes T γδ semblent jouer un rôle essentiel dans l'immunité (Ziegler 2004) notamment contre des micro-organismes à croissance intra-cellulaire tels que les mycobactéries, les borrellia, Francisella Tularensis ou encore les salmonella (Pellegrin 1999, Moore 2000, Jason 2000, Mogues 2001, Kawashima 2003, Chen 2003, Szereday 2003). Par exemple, les antigènes du BCG peuvent induire une forte prolifération des lymphocytes Tγ2 δ2, très rapidement (Dieli 2003).

Les lymphocytes T γδ ont une importante capacité d'activité cytotoxique (Dieli 2001). Ils pourraient jouer un rôle dans l'immunité anti-virale (Lehner 2000, Gougeon 2000, Lafarge 2001, Celine 2001, Mathiot 2001, Martini 2002, Poccia 2002) et notamment contre le virus du SIDA (Kabelitz 2001, Pellegrin 1999, Sindhu 2003) et anti-parasitaire (De paoli 1992, Troye-Blomberg 1999). Il a également été démontré qu'ils avaient une activité anti-tumorale (Girardi 2001, Kato 2001, Chen 2001, Kobayashi 2001, Ferrarini 2002, Lopez 2002), augmentée par l'action de Tumor Necrosis Factor alpha (TNFα -Suzuki 1999-). D'ailleurs, une augmentation des lymphocytes T γδ dans le sang périphérique a été montrée chez des patients qui étaient porteurs d'un lymphome (Mc Clanahan 1999). Ils peuvent avoir une réactivité auto-immune contre la molécule de stress T70 (HSP70).

Les lymphocytes Tγδ possèdent également une activité immuno-régulatrice (Egan 2000, O'Brien 2000), essentiellement en faveur de la cytotoxicité (proche de l'activité Th1 -Kabelitz 2001, Agrata 2001-). Ils ont une grosse capacité de production de l'Interféron gamma (IFNγ), du TNFα et de chimiokines (Chen 2003). Ils sont également sensibles aux chimiokines, exprimant des récepteurs tels que CXCR3 ; CXCR4 et CCR5 (Glatzel 2002, Meisner).

Ils semblent particulièrement impliqués dans la réponse immune des muqueuses (Dieli 1997, Davies 2004) et notamment des bronches (Salerno 1998, Lahn 1999). Les Tγδ pourraient participer à la protection de la peau contre les staphylocoques (Holne 2003) et prévenir l'inflammation cutanéo-muqueuse sous l'action de produits bactériens de la flore intestinale (Falk 1993, Mac Donald 2001) et les réactions allergiques (Schramm 2000). Inversement, dans certaines circonstances, ils peuvent avoir une activité de type Th2. Au cours de l'infection à mycobactéries tuberculosis, ils peuvent produire de l'IL-10 (Rojas 1999). Ils pourraient aussi jouer un rôle dans des syndromes inflammatoires comme l'asthme (Mak 1998, Schramm 2000). Des souris déplétées es en Tγδ produisent moins de médiateurs de l'allergie immédiate (IgE, IL-5 – Mak 1998 -). Les Tγδ intra-hépatiques seraient de gros producteurs d'IL-4 (Gerber 1999).

La quantité de lymphocytes Tγδ dans le sang périphérique est très variable chez les patients (Chen 2003) sans que leur signification séméiologique ne soit éclaircie. Cependant, il est maintenant bien démontré qu'ils ont un rôle immuno-pathologique dans certaines maladies notamment auto-immunes (Ichikawa 1991, Olive 1994, Robak 1999, Yin 2000) et particulièrement le diabète (Kretowski 1999, Steele 2000) ou dans des maladies liées aux bronches notamment l'asthme (Zuany-Amorim 1998, Mc Clanahan, 1999, Schramm 2000).

L'activation des lymphocytes Tγδ peut être observée en absence d'antigène (Fahrer 2000, Meisner) et induite par des substances moléculaires associées aux pathogènes (PAMS) par l'intermédiaire des toll like recepteurs (TLR) de groupe 3 ou 9 ou encore du CD36 (Hegdes 2005). L'activation par un antigène est très rapide (débutant dés 4 à 6 jours et induit une expansion clonale très forte (plus de 200 fois) et très prolongée (pouvant persister plus de 7 mois) (Chen 2003). Ainsi, en période d'activation, le lymphocyte Tγδ spécifique d'un antigène peut représenter plus de la moitié (de 48 à 90%) des lymphocytes Tγδ circulants (Chen 2003).

Les Tγδ ont, semble t-il, le même développement phénotypique que les Tαβ avec des états naïfs (CD45 RA+, CD62L+ CD7+, CD27+ -Dieli 2003-). Après rencontre de l'antigène, ils peuvent acquérir un phénotype mémoire, soit effecteur (CD45RA-, CD27-, CD62L- ; CCR7-) avec faible capacité de prolifération et mémoire central (CD103+, CD45 RA+ et CD7+ à forte capacité de prolifération (Chen 2003, De Rosa 2004).

Les T γδ ont également des rôles importants dans des fonctions non immunologiques comme l'embryogenèse et l'homéostasie tissulaire. En fait, il semble que les Tγδ soient produits par vagues au moment de l'embryogenèse avec une première production des Tγ5 à la 14e semaine chez la souris qui migrent dans la peau, suivis des Tγ6 dont le maximum est à la 16e semaine et qui migrent vers le poumon, les voies aériennes et le thymus. Plus tard, vers la 19e semaine, les Tγ4 apparaissent et migrent vers le poumon, les ganglions et le sang périphérique. Enfin, sont produits des Tγ1 dont la production maximale se trouve au moment de la naissance. Plus récemment, les lymphocytes T γδ ont également été impliqués dans la régulation des mécanismes de cicatrisation épithéliale (Jameson 2002) et dans l'homéostasie de la peau (Jahn 1999, Born 2002, Komano 1995).

Lymphocytes T CD8αα :

Si la plupart des lymphocytes T conventionnels TCRαβ CD8+ expriment l'isoforme hétérodimérique (αβ) du CD8, une petite fraction de la population exprime une forme homodimèrique comprenant deux chaînes CD8α. Ces lymphocytes sont subséquemment nommés T CD8αα. Le CD8αα peut, comme le CD8αβ se lier à la molécule MHC classe 1 (Garcia 1996, Renard 1996, Cho 2001) mais avec une affinité différent. Mais leurs ligands préférentiels semblent être des molécules du complexe MHC non classique (ex Qa2 chez la souris), pour lesquels la chaîne CD8β ne semble pas requise (Janeway 1994, Renard 1996, Das 2000). En effet, les lymphocytes T CD8αα gardent la capacité de se développer chez les souris qui n'ont pas de complexe majeur d'histocompatibilité de classe 1 (MHC classe 1) comme par exemple, les souris déficitaires en β2 microglobuline (Cheroutre 1995, Gapin 1999, Das 1999, Kronenberg 2005).

Les lymphocytes T CD8αα partagent de nombreuses propriétés fonctionnelles avec les lymphocytes Tγδ. Ils complètent leur maturation dans le MALT (Sun 1997) après un court passage dans le thymus (Dunon 1999, Bagriacik 2000) où ils subissent une sélection (Leishman 2002). Une origine est aussi possible par conversion de T CD8αβ conventionnels (Konno 2002). Ce phénomène est contradictoire avec la possiblité de filiation de CD8αα vers CD8αβ au cours de la thymopoiese (Carrasco 1999). Ils ont un fort tropisme muqueux et sont considérés comme faisant partie des lymphocytes intra-épithéliaux (IEL - Luhtala 1997, Dunon 1999, Imhof 2000-). Ils auraient une diversité très restreinte au sein de l'épithélium intestinal (Helgeleand 1999 chez le rat). Ils sont également richement représentés dans l'épithélium cutané (Spetz 1996).

Les lymphocytes T CD8αα auraient plutôt une activité immuno-régulatrice de type Th1 (Yoshukai 1999). Ils ont été impliqués dans la pathogénie des colites inflammatoires (modèle porcin ; Waters 2001). Mais ils peuvent également exprimer des signes de cytotoxicité (CD56+ : Arcaro 2001, Kern 1999)

Le CD8αα peut également être exprimé à la surface des Tγδ et également des lymphocytes NK. La signification physiologique de ces isotypes n'est pas clairement établie (Straub 2001).

Lymphocytes T CD56+ :

Certains lymphocytes peuvent exprimer le CD56, une molécule d'adhérence (NCAM) qui est caractéristique des lymphocytes NK (CD3-).

Le CD 56 peut être exprimé par d'authentiques T conventionnels (CD3+, TCR αβ) qui sont toujours CD8+ mais également par les lymphocytes T γδ (Arcaro 2001, Kern 1999). Son expression pourrait refléter une activité cytotoxique (Pittet, 2000).

La fraction de lymphocytes T exprimant le CD56 est très variable entre patients et sa signification séméiologique n'est pas connue.

Lymphocytes TNK :

Récemment, il a été montré qu'une catégorie très particulière d'authentiques lymphocytes T (CD2+ ; CD3+) exprimant le récepteur TCR αβ avait un phénotype

(CD56+) et une activité cytotoxique proche des cellules NK (CD3-CD16+CD56+). Ils peuvent exprimer le CD4 mais généralement expriment le CD8 (isoforme CD8αα) ou aucun des deux (DN) (Apostolou 2001). Ils ont un phénotype mature (CD45RO). Il peut également exister des TNK de type Tγδ. Chez la souris, ils expriment un marqueur de NK spécifique : NK1.1 dont l'expression peut être acquise sous activation (Eberl 2000, Assarsson 2000, Skold 2000). Les lymphocytes T NK (Jim 1998 ; Morrisson 1999) expriment généralement une seule isoforme de chaîne (invariante) du TCR Vα24- JaQ chez l'homme ; Vα14Jα281 chez la souris (Exley 1997 ; Lee 2002). Au même titre que chaque isoforme TCR, les TNK représentent une très faible proportion de Tαβ circulants (moins de 3%).

Les lymphocytes TNK ne reconnaissent qu'une catégorie d'antigène glycolipidique αGalactosyl-Céramide (αGal-Cer -Crowe 2003, Yang 2003) présenté par des molécules MHC non classiques CD1d (Exley 1997, Lee 2002, Gapin 2001). Ils ont une très forte activité cytotoxique et expriment des récepteurs membranaires caractéristiques des lymphocytes NKR impliqués dans la cytotoxicité anti-tumorale (Cui 1997, Godfrey 2000). Ils sont particulièrement nombreux dans le foie (Eberl, Assarson, Skold). Les NK auraient également une activité immuno-régulatrice étant de gros producteurs de cytokines telles que IL-4 et IFNγ mais surtout IL-10 et TGFβ (Jiang 2004)

Lymphocytes T reg :

Si les lymphocytes T CD4 sont associés à la fonction amplificatrice de la réponse immune, il existe une minorité de cellules T qui ont une activité régulatrice, inhibant la réponse lymphocytaire T de façon spécifique. Plusieurs phénotypes ont été décrits. La majorité est de type T CD4+ exprimant le CD25 comme les lymphocytes activés mais de façon plus spécifique le facteur nucléaire FoxP3. Ils sont nommés Treg. Le CD25 n'est que le reflet de l'état d'activation des Treg comme pour les autres cellules et il existe des Treg CD25- (qui expriment le FoxP3) (Jiang 2004).

Les Treg ont une origine thymique (Coutinho 2005).

Des lymphocytes T CD8 (CD25+, CD28-, Foxp3+) peuvent avoir une activité inhibitrice. Les cas décrits (Brimmer 2005) exprimaient un TCR Vβ5.1. Ils n'expriment pas un phénotype « mature » (CD28-) mais peuvent exprimer son ligand alternatif (CTLA-4) qui aurait une activité inhibitrice (Vlad 2005). Ils peuvent être associés aux muqueuses (IEL) et reconnaître un antigène présenté par une molécule MHC non classique (CD1d) (Brimmer 2005). L'isoforme CD8 n'était pas précisée. Dans le contexte auto-immun, les Treg CD8+ reconnaîtrait des peptides spécifiques du TCR, présentés par des molécules HLA-1b non classiques (HLA-E) qui seraient exprimées sous formes hétéro-dimérique (MHC + β2-microglobuline que sur les lymphocytes T activés, B et cellules dendritiques (Sarantopoulos 2004). Notons que la molécule HLA-E monomérique est exprimée de façon ubiquitaire et est un ligand naturel du récepteur NKG2A protégeant la cellules d'une cytotoxicité non spécifique par les NK ou T CD8+.

Les NK-T ont une activité Treg par leur production de IL-4, IL-10 et TGFβ, notamment sur les réponses de type Th1. Leur rôle protecteur de maladies auto-immunes a été montré dans des modèles de diabète (souris NOD) ou encéphalite allergique (revue par Jiang 2004).

Plusieurs mécanismes permettent l'activité régulatrice (Table VIII) : Une trop forte affinité du TCR pour le ligand spécifique induit le suicide (apoptose) de la cellule effectrice. Les Treg exprimeraient le CTLA-4 (CD152 ; molécule inhibitrice, induisant anergie/tolérance) en remplacement du CD28 activateur au cours de la reconnaissance. Une moindre expression ou inhibition de molécules co-activatrice (ex : le CD40L) réduirait également considérablement l'activité auxiliaire du lymphocyte T CD4+ sur la réponse des lymphocytes B (production d'anticorps) ou l'activation de la cellule dendritique (expression de ligand co-activateurs comme le CD80 et CD86). Enfin, les lymphocytes T CD4+ peuvent acquérir la capacité de production de cytokines régulatrices IL-10 et IL-4 (type Tr1) ou TGFβ (nommées type Th3) fortement inhibitrices de la réponse immunitaire contrairement à IL-2, IFNγ (Th1) ou IL-4, IL-5 (Th2) habituellement impliqués dans les réponses efficaces (revue par Jiang 2004).

Table VIII : Lymphocytes à activité régulatrices (d'après Jiang et col 2004)

	Cible	MHC	Spécificité	Immunité	mécanisme	fonction
T CD4+CD25+	T, APC	MHC II	non	primaire	contact	auto-immunité allogreffe; pathogènes
T CD4+CD25-	T, B, APC	MHC II	non [2 ?]	primaire	cytokines	Auto-immunité
T CD8+	T activés	HLA-E	self peptide "AMAPRTLLL" TCR peptides [1]	secondaire	cytotoxicité	self-tolérance
T CD8+CD28-	APC	MHC Ia	?	primaire	ligands accessoires	auto-immunité
NKT	T activés APC Tumeurs	CD1d	αGalCer	innée	cytokines cytotoxicité	anti-tumeurs régule Th1

(1) I cohen et col 2004 : Treg anti-idiotypes
(2) I cohen et col 2004 : Treg anti-ergotypes

Cohen et col J Clin Invest 2004; 114; 1227-1232.
Jiang H et Chees L. J Clin Invest 2004; 114; 1198-1208..

Les lymphocytes T régulateurs font l'objet d'une littérature très abondante bien que leur caractérisation ne soit pas univoque. Leur rôle dans la limitation de la réponse immunitaire est facile à concevoir. Ils peuvent avoir une activité directe sur les lymphocytes effecteurs, par contact cellulaire ou par production d'IL-10 / TGFβ. Mais ils peuvent également avoir une activité sur les cellules présentatrices d'antigène et induire la production de T CD8 Treg (Vlad 2005) par production de CD40 ou IL-10 au cours de la coopération inter-cellulaire.

Comme pour les immunoglobulines, il est possible d'évoquer une régulation anti-idiotypique. Les lymphocytes Treg anti-idiotypiques (CD4+) reconnaîtraient des motifs spécifiques de TCR , et induiraient des T CD8+ sensibilisés contre des peptides présentés par des molécules MHC non classiques telles que HLA-E (Qa-1 chez la souris). Ils pourraient être de grande utilité pour l'immunothérapie des maladies auto-immunes comme cela a été montré dans l'encéphalopathie auto-immune expérimentale de la souris (Revue par I Cohen 2004).

Cependant, tous les Treg ne sont pas anti-idiotypiques et des Treg restreints à un état fonctionnel (ie ; état d'activation..) ont été décrits (Cohen 2004). Ces Treg anti-ergotypiques (Anti-erg) ont également été démontrés dans le même modèle auto-immun où seuls les lymphocytes activés se montrent pathogènes.

Syndromes lymphoprolifératifs :
La prolifération d'un clone lymphocytaire induite par un antigène ne devrait qu'être transitoire. Des lymphocytes T matures peuvent faire l'objet de prolifération inadaptée et persistante, indépendante d'une stimulation antigénique (Barlett 1999 ; Drénou 2002 ; Kim 2005). Ces syndromes prolifératifs sont assez fréquents et leur incidence semble augmenter. Ils sont généralement accompagnés d'une lymphocytose circulante, parfois d'une neutropénie et de signes généraux (adénopathies, splénomégalie, altération de l'état général..) mais les formes cliniquement frustres et biologiquement stables sont fréquentes. Le caractère monoclonal est souvent considéré comme synonyme de tumoral. Les syndromes lympho-prolifératifs T ne représentent qu'une petite minorité (moins de 10%) des leucémies lymphoïdes chroniques dont la majorité concerne des lymphocytes B.

Les syndromes prolifératifs à lymphocyte T font l'objet de différentes classifications comme celle de l'OMS selon leurs caractères morphologiques et immuno-phénotypiques. Ils peuvent être divisés en deux formes : leucémies et lymphomes (table IX).

Les leucémies peuvent être regroupées en 4 entités :
1 - la leucémie pro-lymphocytaire est rare et d'évolution lente ;

2 - la leucémie à grands lymphocytes granuleux (LGL) d'évolution lente également. La lymphocytose est modérée, il peut y avoir une neutropénie ; quelques formes peuvent co-exprimer le CD4 et le CD8 (Sala).

3 - la leucémie de l'adulte à cellules T (ATCL) qui peut avoir une forme clinique de leucémie aiguë et qui est généralement associée aux infections à virus HTLV I.

4 - La leucémie agressive à NK (CD3-CD16+CD56+) ne concerne pas les lymphocytes T.

Il existe également une forme aiguë : la leucémie lymphoblastique est rare et concerne des lymphocytes à un stade très immature. Elle est très agressive et ne concerne pas les lymphocytes qui nous intéressent dans la présente étude.

Table IX : Classification des syndromes lymphoprolifératifs à Lymphocytes T à partir de la classification de l'OMS

LYMPHO-PROLIFERATION T ou NK	CD2/CD3	TCR	CD4	CD8	CD5	CD7	CD56	CD25	CD30	
Leucémie (dissiminée)										
Leucémie pro lymphocytaire T	+	αβ	+	-	+	-	-		-	25%4+/8+
Leucémie Grands Lymphocytes granuleux (LGL)	+	αβ	-	+	+	+	+		-	
Leucémie à Lymphocytes T de l'adulte (ATCL)	+		+	-	+	-	-	+	-	CD25+
Leucémie aggressive à NK	2+/3e+/-		-	-	-	+	+		-	CD95 ; EBV
Formes cutanées										
Sézary / Mycosis Fungoïde	+	αβ	+	-	+	-	-		-	rare γδ
Panniculite sous cutanée	+	25% γδ	-	-	-	-	+si γδ	60%	40%	
Angiocentrique (granulome centro-facial)	+		+	-	+	-	-		-	
L Papule lymphomatoïde					-		-		+/-	
Lymphomes associés aux muqueuses (MALT)										
Intestinal (+/- entéropathie)	+	αβ	-	+/-	-	+	-		parfois	CD103
Hépato-sphérique	+	γδ	-	-	-	+	+		-	
Nasal	2+/3e+/-		-	-	-	+	+		-	
Granulomatose Lymphomatoïde pulmonaire									-	
Lymphomes ganglionnaires										
Angio-immunoblastique	+	αβ	+	-	+	+/-	-		-	
Périphérique non spécifique	+/-	αβ	+	-	+	+/-	-		+/-	EMA+
Lymphomes Anaplastique à grandes cellules										
Ganglionnaire	+/-		+	-	+	-	-	+	+	CD71+, EMA+
Cutané	+		+	-	+	-	-	+	+	CD71+
Lymphomes lymphoblastiques										
Lymphoblastique NK			-	-	+	-	+			

Les Lymphomes à lymphocytes T peuvent avoir différents tropismes tissulaires.

1- Lymphomes cutanés

- Le mycosis fungoïde et le syndrome de Sézary (plus évolué avec cellules circulantes) sont les deux aspects d'une maladie cutanée pouvant s'accompagner assez tardivement d'adénopathie.

- Le lymphome T sous-cutané (type panniculite) est observé chez l'adulte. Il est souvent agressif et a un plus grand risque de récidive que les lymphomes à lymphocytes T.

- Le lymphome angiocentrique est rare en Europe. Il peut atteindre la face (granulome centro-facial).

- Les papules lymphoïdes

2 – Lymphomes associés aux muqueuses (MALT):

- Lymphome intestinal à cellules T, peut être agressif et s'accompagner de signes fonctionnels intestinaux voire de perforation. Ils peuvent compliquer une intolérance au gluten avec syndrome chronique de mal absorption. Ils expriment fréquemment le CD103 - molécules d'adressage vers les muqueuses.

- Lymphome T hépatosplénique essentiellement de T $\gamma\delta$; CD56+;

- Lymphome nasal

- Granulomatose lymphomatoïde pulmonaire.

3 – Lymphomes ganglionnaires :

- Le lymphome angio-immunoblastiques (AILT) est souvent agressif avec polyadénopathie, altération de l'état général, fièvre nocturne et hypergammaglobulinémie polyclonale.

- Le lymphome T périphérique non spécifique à cellules T comporte des phénotypes souvent inclassables.

4 - Le lymphome anaplasique à grandes cellules (ganglionnaire ou cutané) est formé de cellules très indifférenciées très différentes de celles qui nous intéressent dans cette étude. Elles expriment le CD25 et CD30.

Du point de vue immunophénotypque, toutes les cellules impliquées dans le syndrome prolifératif à forme mature ont en commun l'expression des marqueurs de lymphocytes matures (CD2, CD3). Le CD3 peut ne pas être détecté à la membrane, mais être présent dans le cytoplasme. La plupart exprime le CD7 sauf le lymphome T périphérique et l'ATCL et les formes cutanées. Les leucémies lymphoïdes chroniques pro-lymphocytaires, les lymphomes cutanés, les AILD et les lymphomes à cellules T de l'adulte expriment le CD5. Le CD7 n'est plus exprimé dans les formes cutanées et les formes ganglionnaires non spécifiques (Reinhold, 1997).

La grande majorité des syndromes lympho-prolifératifs T sont de type CD4+, surtout la leucémie à pro-lymphocytes et les lymphomes cutanés et ganglionnaires. Ils peuvent co-exprimer le CD4 et le CD8 et avoir une activité de type Th2 pour certains cas rares des lymphomes périphériques et des lymphomes T cutanés (Echchakir, 2000 ; Airo 1995). Les formes T CD8+ sont plus rares : LLC LGL, lymphome à cellules T périphérique. Les lymphomes associés aux muqueuses sont le plus souvent double négatifs (CD4-CD8-).

Certains peuvent exprimer le CD56 (lymphome angiocentrique, et LGL –Wong 2003 ; Oshimi, 2003-) et une grande partie des LGL peut concerner des cellules CD3- (NK CD3-CD56+).

De même, la plupart des syndromes lympho-prolifératifs T expriment un récepteur TCR αβ mature (réarrangement complet). Mais, des syndromes lympho-prolifératifs à lymphocytes T γδ peuvent être observés dans les lymphomes T périphériques et les lymphomes T des muqueuses.

Les lymphomes T associés aux muqueuses expriment le CD103 qui est la molécule d'adhérence spécifique du tissu lymphoïde associée aux muqueuses (Belhadj 2003). Les leucémies anaplasiques à grandes cellules expriment le CD30.

Chacun des marqueurs peut être exprimé à des taux inférieurs aux taux observés sur les cellules T matures normales. Dans les syndromes lympho-prolifératifs, les lymphocytes pathologiques peuvent exprimer un phénotype mémoire (CD45 RO, CD27-, CD28)-, soit effecteur (CCR7-, CD62L-) soit central (CCR7+, CD62 L+). Ils peuvent également exprimer des marqueurs d'activation (CD25, HLA-DR, CD122). Les syndromes lympho-prolifératifs à lymphocytes T $\gamma\delta$ expriment le CD3 membranaires à forte intensité.

Les lymphocytes T pathologiques ont donc un phénotype tout à fait normal en immuno-marquage par cytométrie (Bartlett, 1999). Les critères qui permettent d'affirmer un syndrome lympho-prolifératif comportent la lymphocytose (supérieur à 5 Giga/Litre pendant plus de 6 mois) et des aspects cytologiques morphologiques avec un nucléole très apparent. La symptomatologie biologique s'accompagne de signes cliniques tels que l'altération de l'état général, adénopathie, splénomégalie.

Il n'existe pas de cause connue pouvant être à l'origine des syndromes lympho-prolifératifs T en dehors des infections à virus HTLV1 qui sont fréquentes en Asie notamment au Japon, mais également dans les Caraïbes, l'Afrique noire et l'Amérique centrale et qui expliquent la forte incidence des lymphomes T dans ces régions. Un augmentation de risque a été rapportée dans les infections à VIH ou EBV (pouvant être de type T). Cependant, l'apparition d'un syndrome lymphoprolifératif périphérique peut être associée à une stimulation lymphocytaire T chronique comme celle observée dans les infections chroniques, dans les intolérances digestives au gluten avec syndrome chronique de mal absorption (entéropathie - Palacio, 1998 ; Wright 1997-) ou encore la polyarthrite rhumatoïde.

Ces syndromes lympho-prolifératifs ne sont pas caractérisés par une spécificité ou une isoforme β particulière.

De façon intéressante, un lymphome (à lymphocyte B) a clairement été associé à l'infection chronique gastrique par hélicobacter pylori. Le traitement de l'infection pouvant s'accompagner d'une régression du syndrome lymphoprolifératif (Isaacson 1999). D'autres lymphomes peuvent être associés avec des virus tels que Hépatite C, Herpes HHV6 ou 8 sans que le relation de causalité ait été clairement établie.

Résultats

L'analyse quotidienne des lymphocytes périphériques humains par cytométrie en flux selon la méthode que nous avons décrite et en suivant les procédures de standardisation permet d'observer de façon hautement reproductible des sous-populations lymphocytaires T autres que les deux conventionnelles CD4+ et CD8+, en tenant compte de l'intensité de fluorescence de chaque marqueur et de leurs différentes combinaisons.

Nous avons commencé ce travail, en cherchant à standardiser les procédures en accord avec les méthodes internationales et nous avons confronté nos résultats dans le cadre de contrôles de qualités internationaux.

- Nous avons ensuite étudié la signification des variations d'intensité du CD45 pour la reconnaissance des populations leucocytaires.

- Ensuite, nous avons étudié les variations d'intensité de CD3 sur les sous-populations lymphocytaires T.

- La partie essentielle du travail a porté sur l'identification et la caractérisation de populations lymphocytaires T (CD45+ CD3+) qui expriment, de façon non conventionnelle pour des cellules périphériques, le CD4 et le CD8. Nous en avons identifié deux sous-types bien distincts du point de vue phénotypique et probablement fonctionnel. Ces définitions doivent prendre en compte l'intensité d'expression de CD4 et CD8.

- Il reste encore des sous-populations lymphocytaires T que nous n'avons pas complètement caractérisées et que nous citons simplement : les lymphocytes T exprimant le CD8 de façon réduite ou des lymphocytes T exprimant le CD56.

Configurations des instruments et protocoles utilisés dans l'étude :

Deux systèmes ont été utilisés successivement. Initialement, nous avons effectué nos analyses sur un cytomètre 4 couleurs Epics XLM® (Beckman Coulter ; Fullerton, CA). Il comprenait 1 seul laser Argon (488 nm) et 4 photomultiplicateurs disposés en lignes, dans l'ordre croissant de longueurs d'ondes (fig.1.2). Les échantillons étaient marqués avec 4 anticorps : CD45 FITC (clone B321 F4A), CD8 PE (clone SFC12 thyD3), CD4 PE-Texas Red (cloneSFCI12T4D11) et CD3 PE-Cy5 (cloneUCHT1) fournis mélangés, prêts à l'emploi (TetraChrom®) par Beckman Coulter (table II). Les anticorps étaient appliqués simultanément sur sang total (100µL, 15 min, température ambiante, à l'abri de la lumière), l'échantillon était ensuite traité pour érythrolyse et fixation, en deux temps (Immunoprep® ; Beckman Coulter) et analyse immédiate (dans l'heure) sans lavage. Exactement le même volume (100µL, même pipette, même manipulateur) de billes calibrées (Flowcount® ; Beckman Coulter) était ajouté à l'échantillon juste et vortexé, avant analyse au cytomètre. La dilution finale est évaluée à 100µL de sang dans 1205µL final. Les valeurs absolues étaient calculées par le logiciel (Tetraone®; Beckman Coulter) et directement éditées. L'analyse était effectuée sur 7500 lymphocytes et un minimum de 1000 billes, sauf si l'analyse excédait 5 minutes (en cas de grande lymphopénie).

Plus récemment, nous avons utilisé un système FACSCanto® (BD Biosciences, San José CA) qui comporte deux sources d'excitations laser : Argon (488 nm) et Hélium-Néon (633 nm). Il possède 6 photomultiplicateurs (4 pour l'excitation bleue et 2 pour l'excitation rouge) disposés en étoile, dans l'ordre décroissant de longueur d'onde (fig.3.2). Les échantillons étaient marqués avec 7 anticorps simultanés : CD3 FITC (clone SK7), CD16 PE (clone B73.1), CD56 PE clone (NCAM 16.2), CD45 PerCP (clone 2D1), CD4 PE-Cy7 (clone SK3), CD19 APC (clone SJ25C1), CD8 APC-Cy7 (clone SK7) fournis par BD Biosciences (Table III). De la même façon, les anticorps étaient ajoutés simultanément à l'échantillon de sang total (50µL exact : pipette électronique, calibrée ; 15 min, température ambiante à l'abri de la lumière) qui était ensuite traité en un temps (érythrolyse et fixation – addition manuelle de 500μL de solution FACSlyzing®, BD Biosciences) et analysé dans l'heure. Les valeurs absolues étaient analysées par l'utilisation de tubes contenant des billes calibrées lyophilisées (Trucount®, BD Biosciences). Les valeurs absolues étaient calculées manuellement selon les recommandations du fournisseur. La dilution finale est estimée à 50μL de sang dans 575μL final. L'analyse était fixée à 10 000 lymphocytes et effectuée par le logiciel FACSDiva ® (BD Biosciences).

Table X : Matériel utilisés pour phénotypages des lymphocytes T, B et NK

	Fluo	clone	Isotype	Fournisseur
EPICS XL				Beckman-Coulter
Lymphocytes T CD4/CD8 en valeurs absolues				
TetraChrome				Beckman-Coulter
CD3$_\varepsilon$	PE-Cy5	UCHT1		Beckman-Coulter
CD4	PE-TR	SFCI12T4D11		Beckman-Coulter
CD8$_\alpha$	PE	SFCI21thyD3		Beckman-Coulter
CD45	FITC	B3821F4A		Beckman-Coulter
Flowcount		calibration		Beckman-Coulter
Immunoprep		Lyse + fixation		Beckman-Coulter
Lymphocytes B / NK				
CD16	FITC	DJ130c	G1	DakoCytomation
CD56	PE	N901	G1	Beckman-Coulter
CD19	PE-TR	89B	G1	Beckman-Coulter
CD3$_\varepsilon$	PE-Cy5	UCHT1	G1	DakoCytomation
FAC Canto	6 couleurs			BD Biosciences
Lymphocytes T CD4/CD8 / B / NK en valeurs absolues				
Multi-check				BD Biosciences
CD3$_\varepsilon$	FITC	SK7	G1	BD Biosciences
+ CD4	PE-Cy7	SK3	G1	BD Biosciences
+ CD8$_\alpha$	APC-Cy7	SK1	G1	BD Biosciences
CD45	PerCP	2D1	G1	BD Biosciences
CD19	APC	SJ25C1	G1	BD Biosciences
CD16	PE	B73.1	G1	BD Biosciences
CD56	PE	NCAM 16.2	G1	BD Biosciences
Trucount		calibration		BD Biosciences
FACSLysing		Lyse + fixation		BD Biosciences

Dans tous les cas, les échantillons de sang périphérique étaient prélevés sur anticoagulant Ethylene Diamine Tetra Acetique Acid - EDTA, traités dans les 6 heures après collecte et analysés dans l'heure après le marquage.

Les marquages complémentaires comportaient une partie commune (CD3/CD4/CD8α+/-CD8β) accompagnée des différents marqueurs listés dans la table XI.

Table XI : Matériel utilisés pour phénotypages des lymphocytes T

	Fluo	clone	Isotype	Fournisseur
Lymphocytes T αβ/γδ/CD8				
TCRαβ	PE-Cy5	BMA031	G1	Beckman-Coulter
CD8α	PE-TR	SFCI21thyD3	G1	Beckman-Coulter
CD8β	PE	2ST8.5H7	G1	Beckman-Coulter
TCRγδ	FITC	Immu510	G1	Beckman-Coulter
Lymphocytes T CD3/CD8α en combinaisons 4 couleurs				
CD8α	PE-TR	SFCI21thyD3	G1	Beckman-Coulter
CD3	PE-Cy5	UCHT1	G1	DakoCytomation
Lymphocytes T CD3/CD8α en combinaisons 6 couleurs				
CD8α	APC			
CD3	PE-Cy5			
CD8α	PE-TR			
CD3	PE-Cy7			
Lymphocytes T CD3/CD8α Activés				
CD69*	FITC	TP1.55.3	G1	Beckman-Coulter
CD25*	FITC	ACT-1	G1	DakoCytomation
Lymphocytes T CD3/CD8 mémoires *				
CD45 RA	FITC			
CD45 RO	PE			
Lymphocytes T CD3/CD8 mémoires *				
CD28	FITC	CD25.1		DakoCytomation
CD27	PE	M-T271		DakoCytomation
Lymphocytes T CD3/CD8a mémoires*				
CD195	PE	2D7	CCR5	BD Biosciences
CD197	PE	3D12	CCR7	BD Biosciences
Lymphocytes T CD3/CD8a mémoires*				
CD62L	FITC	LECAM-1		Beckman-Coulter
CD7	PE	DK24		DakoCytomation
Quantification densité				
QuiFiKit®				DakoCytomation
Tri magnétiques				
TCR γδ	haptène	11F2	G1	Miltenyi biotech
anti-haptène	Iloide ferrique			Miltenyi biotech

* validés sur cellules mononuclées périphériques de donneurs sains stimulés par Phytohemagglutinir

1 – Standardisation des procédures d'identification et quantification :

Dans une étude préliminaire, nous avons évalué les performances de la technique de numération des lymphocytes T en 4 couleurs (EPICS XLM® Beckmann-Coulter), lorsque toutes les précautions et les recommandations de bonnes pratiques sont respectées. Dans cette configuration, nous avons utilisé simultanément les marquages avec CD45, CD3, CD4 et CD8 (Tetraone® Beckmann-Coulter).

Nous avons utilisé les procédures standardisées de validation de réglage du cytomètre (gains –Flowset® - ; calcul automatique des compensations -Cytocomp®-). La stratégie de fenêtrage était celle recommandée par le fournisseur assisté par logiciel semi-automatisé. Les réglages étaient validés journellement sur un contrôle de qualité (sang stabilisé Immunotrol® Beckmann-Coulter). La validité de quantification absolue était évaluée par adjonction de standard interne (billes à concentration calibrée Flowcount® Beckmann-Coulter).

Nous avons pu mettre en évidence la bonne précision (avec des coefficients de variation inférieurs à 4%), exactitude et stabilité (avec des CV inférieurs à 5%) de cette analyse, sous réserve de respect de ces procédures, ce qui permet d'être très confiant sur la représentativité de nos résultats, notamment pour le suivi dans le temps et la comparaison entre laboratoires (fig 3.1).

Figure 3.1 : Reproductibilité d'analyse quantitative absolue de populations lymphocytaires par cytométrie en flux : reproductibilité a) de contrôles de qualité internationaux; b) intra-manip et c)entre opérateurs.

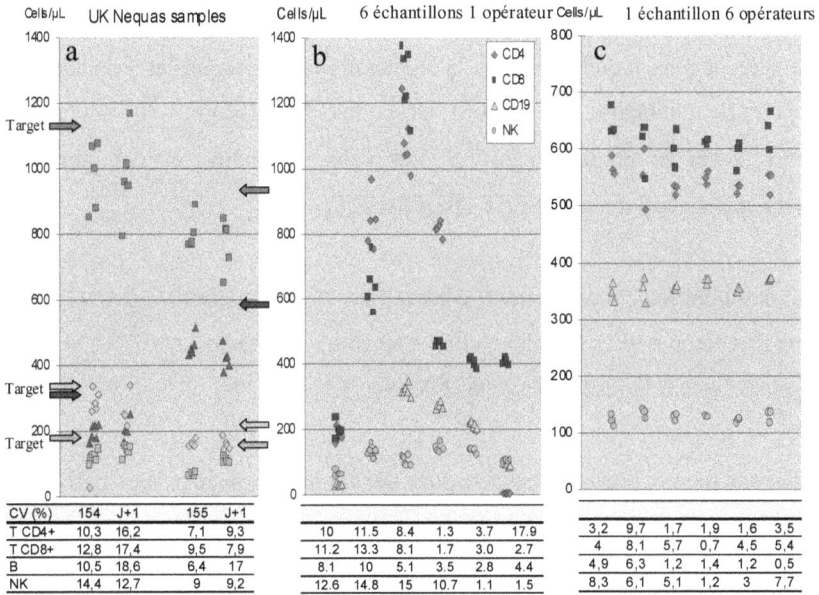

Cells/µL UK Nequas samples

Cells/µL 6 échantillons 1 opérateur

Cells/µL 1 échantillon 6 opérateurs

a)

b)

◆ CD4
■ CD8
△ CD19
○ NK

c)

CV (%)	154	J+1	155	J+1
T CD4+	10,3	16,2	7,1	9,3
T CD8+	12,8	17,4	9,5	7,9
B	10,5	18,6	6,4	17
NK	14,4	12,7	9	9,2

10	11.5	8.4	1.3	3.7	17.9
11.2	13.3	8.1	1.7	3.0	2.7
8.1	10	5.1	3.5	2.8	4.4
12.6	14.8	15	10.7	1.1	1.5

3,2	9,7	1,7	1,9	1,6	3,5
4	8,1	5,7	0,7	4,5	5,4
4,9	6,3	1,2	1,4	1,2	0,5
8,3	6,1	5,1	1,2	3	7,7

2 – Les phénotypes non conventionnels en cytométrie 4 ou 6 couleurs :

A l'occasion du renouvellement de l'instrumentation, nous avons été amenés à valider un système qui possédait la capacité d'analyser six marqueurs simultanés (FACSCanto®, BD Biosciences), en utilisant une combinaison de marqueurs encore inédite en routine.

Dans cette configuration, nous avons choisi d'utiliser simultanément les marquages avec CD45, CD3, CD4, CD8, CD16, CD56 et enfin CD19. Le mélange, non disponible commercialement, était préparé au laboratoire. Cette combinaison nous paraît être la plus judicieuse pour la numération des principales populations des lymphocytes circulants, en accord avec les fournisseurs qui souhaitent la commercialiser en mode standardisé. Les valeurs absolues étaient mesurées en utilisant un standard interne (Billes TRUCOUNT).

Cette combinaison nous permet d'identifier et de quantifier précisément les principales composantes lymphocytaires que sont les lymphocytes T (CD4 et CD8), les lymphocytes B et les lymphocytes NK (fig. 3.2).

Nous avons montré que cette analyse était très reproductible dans une même et entre différentes manipulations (CV < 5 %). Nous avons observé une excellente corrélation entre les quantifications en valeurs absolues obtenues avec les deux systèmes en utilisant une stratégie de fenêtrage proche. En effet, les solutions actuelles, proposées par les différentes compagnies montrent des résultats différant significativement sur les études internationales de contrôles de qualité. Les différences de stratégies de fenêtrage en sont une des explications. Les standards internes et leurs recommandations d'utilisation sont également différents.

Dans l'étude actuelle, nous considèrerons donc indifféremment les résultats qualitatifs d'analyses effectuées avec l'un ou l'autre système. Cependant, la continuité quantitative sera évitée car les numérations des populations très minoritaires n'étaient que pauvrement corrélées entre les deux systèmes. L'expérience d'analyse biologique nous montre que les coefficients de variations sont habituellement mauvais pour les valeurs très faibles (10-20%). Les illustrations présentées ici sont choisies en priorité avec le système le plus récent que nous (et de plus en plus d'utilisateurs) continuerons à utiliser pour les années à venir.

Figure 3.2 : Identification lymphocytaire en cytométrie en flux 6 marquages simultanés.

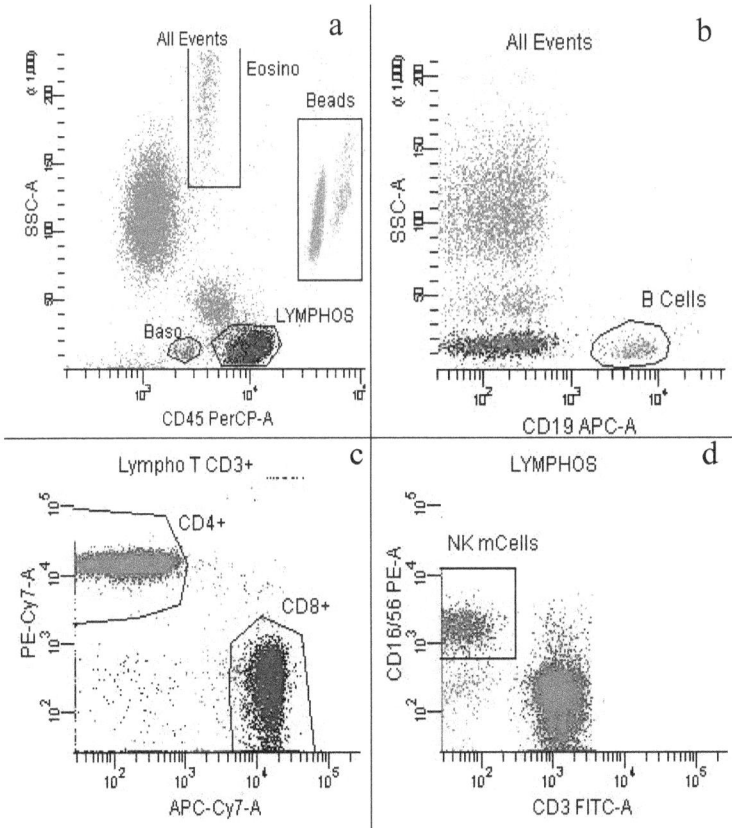

Nous avons également pu confirmer, sur ce système, l'existence des populations lymphocytaires T non conventionnelles que nous décrirons en détail plus loin (T CD4+ CD8dim et T CD4dim CD8+ ainsi que des lymphocytes T CD8dim CD4-). Une fraction de lymphocytes T exprimant une forte intensité de CD3 était également retrouvée.

De plus, cette combinaison nous a permis de démontrer l'existence d'autres sous-populations lymphocytaires non conventionnelles et rarement considérées qui sont : des lymphocytes T CD3+ (toujours CD8+) exprimant du CD56, que ces lymphocytes soient CD3 normal (Tαβ) ou CD3fort (Tgd) et d'authentiques NK (CD3-CD56+) qui expriment le CD8. Les fréquences de ces particularités phénotypiques étaient très variables d'un patient à l'autre, suggérant qu'elles aient une valeur séméiologique d'autant plus intéressante qu'elles sont restreintes à certaines sous-populations.

Leurs significations physio-pathologiques ne sont pas encore élucidées. Une baisse d'expression de CD8 pourrait modifier l'avidité du lymphocyte pour son peptide et sera discutée plus tard. La présence de CD56 est généralement synonyme d'activité cytotoxique. Le rôle du CD8 sur les NK n'est pas connu mais il existe plusieurs formes intermédiaires (normales ou tumorales) entre cellules NK et cellules T comme par exemple les T.NK. Ces populations n'ont pas pu être caractérisées dans la présente étude.

3 – Double population de polynucléaires selon la densité de CD45

Dans les deux systèmes, nous avons choisi d'utiliser le marquage par CD45 (pan-leucocytaire) pour l'identification des lymphocytes dans les procédures de routine (fig. 3.3). Ce marqueur non discriminant occupe un canal de détection et réduit d'un paramètre les possibilités de combinaisons « utiles ». Est-il suffisamment informatif pour justifier cette limitation?

L'utilisation du CD45 présente plusieurs avantages : il permet de différencier les leucocytes (lymphocytes, monocytes et polynucléaires) des autres éléments comme des érythroblastes, des débris de globules rouges et les plaquettes.

Figure 3.3 : Identification leucocytaire selon le marquage de CD45 : mise en évidence d'une population de polynucléaires à forte expression de CD45 correspondant à une hyper-éosinophilie (CCR3+, CRTH2+).

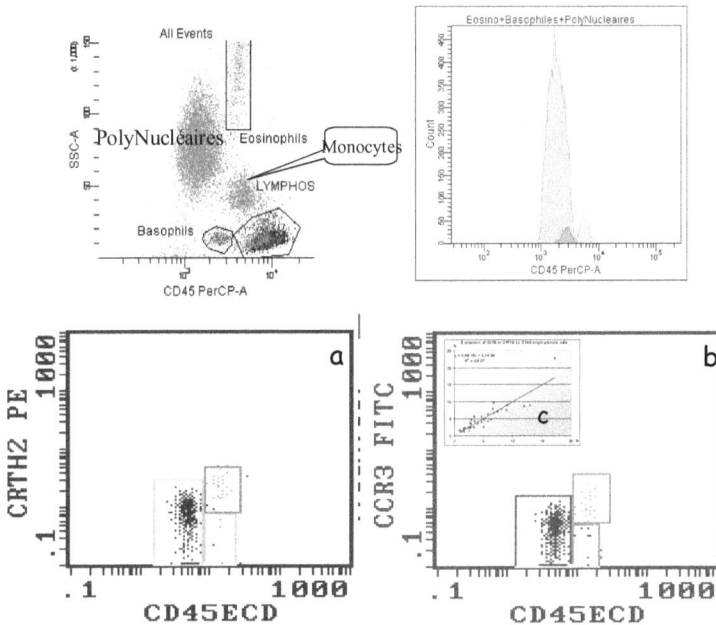

L'ensemble des lymphocytes est regroupé dans un nuage de points très homogène, exprimant fortement le CD45 et une faible diffraction latérale (Side Scatter). Les monocytes expriment le CD45 à moindre intensité et ont une diffraction latérale plus importante. Le phénomène est encore plus important pour les polynucléaires.

En utilisant le CD45, nous pouvons observer dans certains échantillons, une petite population qui exprimait du CD45 faiblement mais était très peu granuleuse (faible diffraction latérale - SC). Nous avons pu montrer que cette population représentait des polynucléaires basophiles (IgE membranaire +, CD3-, CD14-) au cours d'une étude du test de dégranulation de polynucléaires basophiles dans un contexte d'allergie aux venins d'hyménoptères (Lambert 2001).

Nous observons également, beaucoup plus fréquemment, une population leucocytaire qui présente une grande diffraction latérale (SC) comparable à des polynucléaires neutrophiles mais avec une intensité de fluorescence de CD45 nettement augmentée qui permet de les distinguer de la population de polynucléaires neutrophiles. Nous avons pu observer que ces leucocytes granuleux CD45 fort exprimaient le récepteur de chimiokine N°3 (CCR3) ainsi que le récepteur CRTH2. Le marqueur CCR3 est spécifique des polynucléaires éosinophiles. Le marqueur CRTH2 est également exprimé par les polynucléaires basophiles et les lymphocytes T de type Th2. Nous avons observé que l'augmentation de cette population de polynucléaires éosinophiles était souvent associée à une hyperactivité immunitaire de type Th2 (taux sériques élevés d'IgE et augmentation de protéine cationique éosinophile sérique -ECP-).

En enrichissant les cellules exprimant le CRTH2 à l'aide de billes magnétiques, nous avons pu montrer que la population granuleuse CD45 fort était nettement augmentée ainsi que la population granulaire basophile, alors que les polynucléaires neutrophiles et les monocytes étaient fortement réduits. L'analyse microscopique nous a permis de confirmer le fort enrichissement en polynucléaires éosinophiles. La considération de cette population a permis de dépister des échantillons qui possédaient une hyper éosinophilie qui peut avoir des conséquences cliniques (Ilrich 1995) ? Certaines formes atteignaient les critères quantitatifs permettaient d'évoquer un syndrome d'hyper éosinophilie (HES (Brito-Babapulle 2003).

4 – Expression différentielle de CD45 sur les leucocytes :

L'utilisation du CD45 permet également d'identifier des lymphocytes qui ont un caractère lympho-prolifératif. En effet, chez les patients porteurs de leucémie lymphoïde, on distingue une double population lymphocytaire. Les lymphocytes lymphoprolifératifs présentent une nette diminution d'expression du CD45. La très grande majorité des syndromes prolifératifs concerne des lymphocytes B (leucémie lymphoïde chronique -LLC-). Cette observation a fait l'objet de plusieurs publications et sert actuellement de référence pour l'analyse phénotypique des syndromes prolifératifs (Festin 1994, Lacombe 1997). Une population lymphocytaire CD45 faible peut être de découverte fortuite dans la pratique du phénotypage leucocytaire de routine et mener au diagnostic de LLC.

Nous avons cherché à savoir si l'expression des CD45 pouvait être différente entre des lymphocytes B matures normaux et des lymphocytes T matures (fig. 3.4). Ces données sont maintenant directement disponibles avec l'utilisation du marquage à six couleurs. L'expression du CD45 apparaît réduite sur des lymphocytes B normaux (moyenne de fluorescence (Moyenne de fluorescence : 6595 $^{\pm 763}$ comparée à celle des lymphocytes T matures T (p = 2.9 10^{-35}).

De façon intéressante, les lymphocytes T CD4 ont une expression significativement différente des lymphocytes T CD8+ : MFI 8093 $^{\pm 841}$ et 9721 $^{\pm 939}$ respectivement (test de Student pairé p = 2.8 10^{-37}).

Enfin, l'expression du CD45 était significativement plus faible sur les NK (MFI $7835^{\pm 774}$) comparée aux lymphocytes (test de Student pairé p = 2.8 10^{-33})

Figure 3.4 : Expression différentielle du CD45 membranaire sur les populations leucocytaires. Les lymphocytes non tumoraux expriment de moindres densités de CD45 (b). Les lymphocytes T CD4+ et NK expriment moins de CD45 que les T CD8+ (p<0.0001).

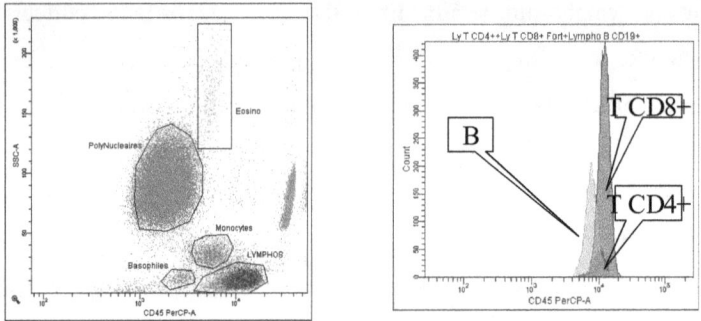

Moyennes de fluorescence de CD45 PerCP

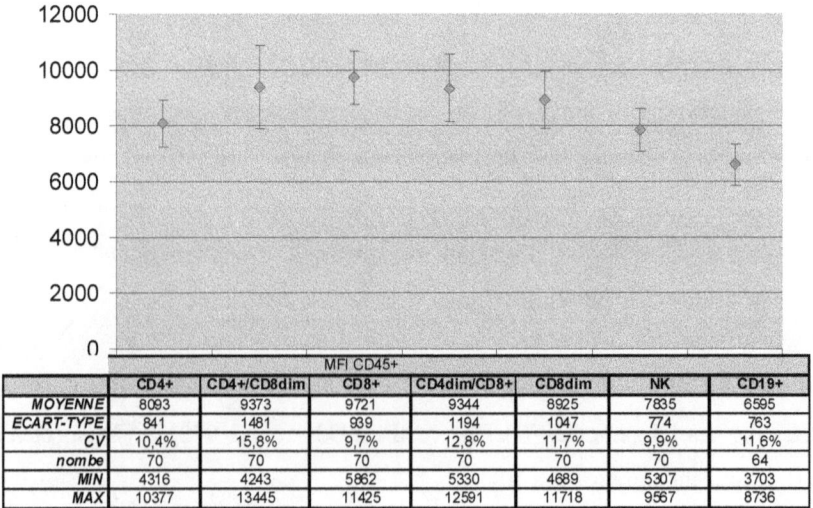

MFI CD45+	CD4+	CD4+/CD8dim	CD8+	CD4dim/CD8+	CD8dim	NK	CD19+
MOYENNE	8093	9373	9721	9344	8925	7835	6595
ECART-TYPE	841	1481	939	1194	1047	774	763
CV	10,4%	15,8%	9,7%	12,8%	11,7%	9,9%	11,6%
nombe	70	70	70	70	70	70	64
MIN	4316	4243	5862	5330	4689	5307	3703
MAX	10377	13445	11425	12591	11718	9567	8736

5 – Double population lymphocytaire selon la densité du CD3

De la même façon, le CD3 est couramment utilisé pour différencier les lymphocytes T (CD3+) des autres lymphocytes (B : CD19+ ou NK : CD3 -CD16+C D56+).

La grande majorité des lymphocytes exprime le CD3 avec une distribution d'intensité de fluorescence très homogène (courbe gaussienne). Cependant, chez certains patients, il est possible de voir plus ou moins clairement un dédoublement de la distribution d'intensité de fluorescence avec, sur les graphes bi dimensionnels, apparition d'un nuage supplémentaire à très forte intensité de fluorescence du CD3 (fig. 3.5). Cette distribution peut revêtir un aspect bimodal en histogramme. Sur une analyse bi-paramétrique CD3 versus CD8, les lymphocytes qui expriment CD3 en forte intensité n'expriment jamais de CD4 mais peuvent occasionnellement exprimer du CD8, généralement à plus faible intensité que les lymphocytes T conventionnels.

Cette observation a été faite sur un cytomètre XL (Beckman Coulter) avec les anticorps du même fabricant (Tetraone), avec érythrolyse (Immunoprep) et sans lavage. Elle a pu être confirmée sur le système BD Biosciences comprenant le cytomètre FACSCanto et anticorps BD Biosciences, FACS lysing solution et sans lavage. L'observation de cette double distribution a pu aussi être confirmée avec d'autres anticorps anti-CD3, d'origines commerciales différentes, y compris couplés avec des fluorochromes différents.

Le phénotype de ces lymphocytes CD3fort, CD4 négatif et généralement CD8 négatif nous a fait suspecter qu'il pouvait s'agir de lymphocytes Tgd en accord avec des études antérieures (Thibault 1995, Nicolas 2001). Dans cette étude, nous avons démontré chez 31 donneurs de sang en bonne santé que les lymphocytes T CD3 fort représentaient de l'ordre de 3% des lymphocytes totaux. Ils n'exprimaient ni le CD4 ni le CD8.

Figure 3.5 : Mise en évidence d'une double population lymphocytaire T sur la base d'intensité de fluorescence de CD3 (a, b) : les lymphocytes T expriment de plus fortes densités de CD3 membranaire. Une partie d'entre eux peut exprimer le CD8 (c). Le rapport des moyennes de fluorescence est de 2.3 (d).

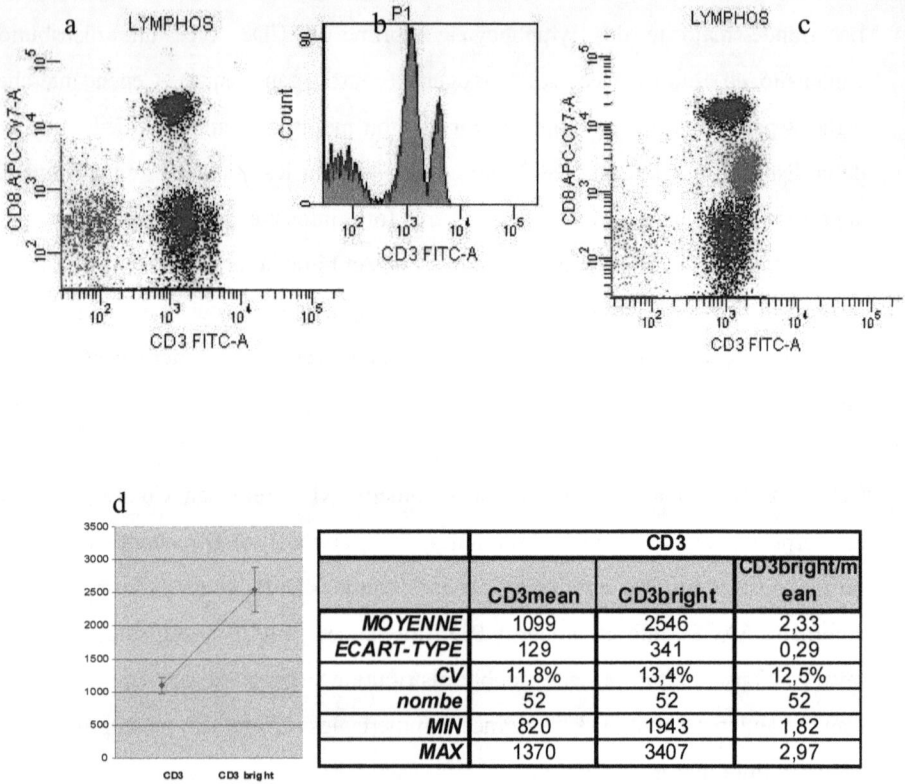

	CD3		
	CD3mean	**CD3bright**	**CD3bright/mean**
MOYENNE	1099	2546	2,33
ECART-TYPE	129	341	0,29
CV	11,8%	13,4%	12,5%
nombe	52	52	52
MIN	820	1943	1,82
MAX	1370	3407	2,97

Nous avons montré que :

1 - Le nombre (en valeur absolue) des lymphocytes T CD3 fort était directement (bien que modestement) corrélé au nombre des lymphocytes Tgd (R2 = 0.544).

2 - En analysant simultanément l'expression de CD3 et de récepteurs T (ab ou Tgd en combinaison), les lymphocytes Tgd exprimaient de plus fortes intensités de fluorescence de CD3 comparées aux lymphocytes Tab (exemple : 15.2 versus 12.1).

Les fluorochromes utilisés étaient choisis de façon à éviter les transferts d'énergie entre deux fluorochromes (FRET) combinés par des anticorps reconnaissant des molécules très proches comme le CD3 et le récepteur T.

3 – En enrichissant des lymphocytes Tgd par technique de tris magnétiques (anticorps anti γδ couplés à des nanoparticules ferriques : MACS Milteniy, Allemagne) ; les lymphocytes Tγδ triés exprimaient une très forte intensité de fluorescence de CD3 (MFI 20) comparée aux lymphocytes Tαβ conventionnel du même échantillon (MFI = 8.6).

Nous avons observé que les lymphocytes T CD3 fort comme les lymphocytes Tγδ pouvaient exprimer le CD8 (39.5 % des lymphocytes Tγδ). Les isoformes du CD8 étaient en majorité de type hétéro-dimérique (CD8αCD8β). La fréquence d'expression de CD8 par des lymphocytes Tγδ n'était pas liée à l'âge ni au sexe du donneur et n'était pas plus fréquente chez les donneurs qui avaient de forts taux de Tγδ. Une petite fraction de lymphocytes Tγδ (14 %) exprimait l'isoforme homo-dimérique CD8αCD8α. Dans tous les cas, le CD8 exprimé par les lymphocytes Tgd était significativement beaucoup moins intense que sur les lymphocytes Tαβ (exemple 5.4 $^{\pm 3}$ comparé à 32.4 $^{\pm 7}$).

Le nombre de Tγδ circulant est très variable d'un échantillon à l'autre suggérant une signification séméiologique encore inconnue. Nous avons comparé la fréquence de lymphocytes Tγδ dans le sang périphérique d'' un groupe de patients hospitalisés pour infection par virus d'immunodéficience (VIH) et un groupe de patients sous immuno suppresseurs pour transplantation rénale. Nous avons étudié 78 patients dans chaque groupe. Le nombre des lymphocytes Tγδ chez les patients transplantés était équivalent (52 $^{\pm 33}$) aux donneurs de sang (51 $^{\pm 38}$, non significatif). Par contre, la concentration des lymphocytes Tγδ était significativement augmentée chez les patients VIH+ (88 $^{\pm 53}$, p = 0.0056) comparée aux patients transplantés. Comme cela a déjà été rapporté dans la littérature, nous avons observé une distribution bimodale de la concentration des lymphocytes Tγδ. La valeur intermédiaire entre cette distribution bimodale était située à 105 cellules par microlitre. Une fraction de patients (VIH+ 22,8%, transplantés rénaux 8.8%) exprimait une augmentation des lymphocytes Tγδ. Cette augmentation était retrouvée mais plus rarement chez les donneurs de sang (un donneur sur 31).

6 – Expression différentielle de CD3 sur les lymphocytes T :

En comparant la distribution de l'intensité de fluorescence du CD3 des lymphocytes T CD4 et CD8, nous pouvons observer un décalage des moyennes de fluorescences (fig 3.6). En analysant séparément l'expression du CD3 sur des lymphocytes T CD4 et T CD8, nous avons observé que les lymphocytes T CD8 expriment généralement des taux de CD3 inférieurs (MFI : $1039^{\pm 143}$) comparés aux lymphocytes T CD4+ (MFI : $1359^{\pm 245}$; p < 0.0001).

Figure 3.6 : Expression différentielle du CD3 membranaire sur les différentes sous-populations lymphocytaires T. Les lymphocytes T CD8+ expriment moins le CD3 comparé aux T CD4+.

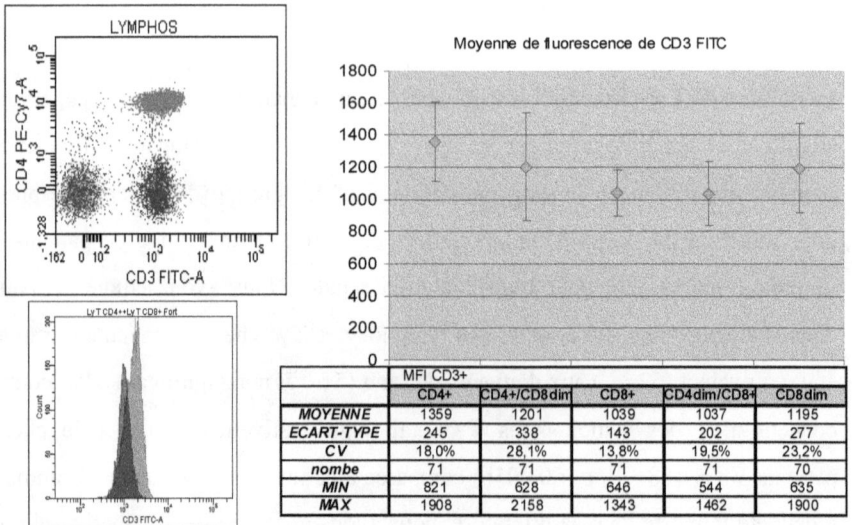

| | MFI CD3+ | | | | |
	CD4+	CD4+/CD8dim	CD8+	CD4dim/CD8+	CD8dim
MOYENNE	1359	1201	1039	1037	1195
ECART-TYPE	245	338	143	202	277
CV	18,0%	28,1%	13,8%	19,5%	23,2%
nombe	71	71	71	71	70
MIN	821	628	646	544	635
MAX	1908	2158	1343	1462	1900

De même, le taux d'expression du CD3 était très augmenté (MFI $2540^{\pm340}$) sur la population CD3bright comparée aux lymphocytes T CD3 conventionnel du même échantillon (MFI = $1099^{\pm129}$, p <0.0001).

7 – **Artefact de détection de CD4/CD8 par activité sérique anti-Cyanine**

(Ch.Leclerc, C.Lambert, P.Saby, C.Genin : AFC octobre 2005)

Nous avons observé, pour 3 patients différents, une anomalie du marquage par les anticorps anti-CD4 PE Cy7 et anti-CD8 APC Cy 7, caractérisée par une émission de fluorescence de APC Cy7 sur le détecteur de PE Cy7, mimant un défaut de compensation alors que les lasers sont séparés (fig 3.7).

Analyse de différents échantillons (sang total, cellules lavées, cellules sanguines mononucléées (Ficoll) et billes (BD Compbeads anti Ig κ souris) avec ou sans sérum, sérum fractionné (dialyse et chromatographie) ou médicaments.

Figure 3.7 : artéfact mimant un défaut de compensation par activité sérique anti-cyanine (a). L 'analyse sur les même cellules lavées du sérum corrige l'artéfact (b). Le phénomène peut être reproduit avec des billes couvertes d 'IgG-APC-Cy7 avec sérum témoin (c) et sérum du patient (d).

a   b   c   d

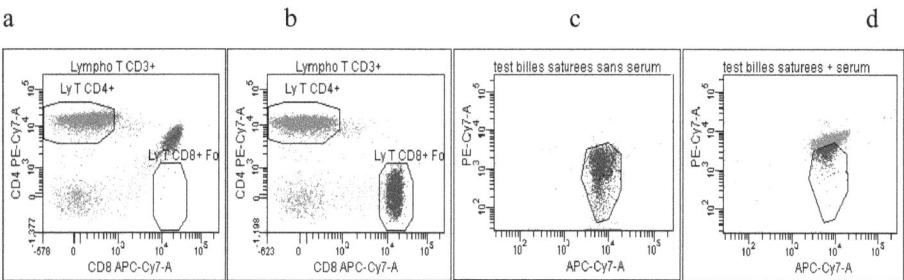

Nous avons montré que :

- Le phénomène disparaît si les CD8-APC-Cy7 ou le CD4-PE-Cy7 sont retirés.
- Il disparaît également si le sérum du patient et soustrait par lavage des cellules ou analyse après séparation des cellules mononucléées (PBMC) sur gradient de densité (Ficoll)
- Il est reproduit par transfert du sérum sur des PBMC de donneur témoin.
- Il persiste dans le temps pour un même patient (deux tests à deux mois d'intervalle).
- Il a été observé chez plusieurs patients (estimé à environ 1/400)
- Il est possible de reproduire ce phénomène sur des billes couvertes d'anticorps originaux ou contrôles isotypiques : APC-Cy7 et avec de l'IgG-PE-Cy7 dans le milieu.
- La présence simultanée des deux fluorochromes et du sérum est nécessaire.
- L'effet est observé entre les fluorochromes APC Cy7 et PE Cy7 mais aussi PE Cy5 mais il n'apparaît pas avec PE et APC
- L'ajout des médicaments du patient ne permet pas de reproduire le phénomène
- Le sérum fractionné (dialyse et chromatographie) est en cours d'expérimentation

Conclusion : Le sérum de certains patients mime un défaut de compensation, impliquant des fluorochromes tandems contenant des cyanines, le rôle d'anticorps anti-cyanines est probable, nous n'en connaissons pas les significations cliniques éventuelles.

8 – Diversité des lymphocytes T périphériques conventionnels :

Nous avons regardé la diversité des chaînes Vβ du récepteur TCR par cytométrie en flux en utilisant les anticorps anti-clonotypes disponibles (table XII). On remarque que toutes les chaînes Vβ ne peuvent pas être étudiées.

Table XII : Matériel utilisé pour phénotypages des TCR V beta des lymphocytes

	Fluo	clone	Isotype	Fournisseur
Lymphocytes T CD4/CD8α en combinaisons TCR				
CD8α	PE-TR	SFCI21thyD3		Beckman-Coulter
CD4	PE-Cy5	MT310		DakoCytomation
Lymphocytes TCR				
Vβ1	PE	BL37.2		Beckman-Coulter
Vβ2	FITC	MPB2D5		Beckman-Coulter
Vβ3	FITC	CH92		Beckman-Coulter
Vβ4	PE	WJF24		Beckman-Coulter
Vβ5.1	FITC	IMMU157		Beckman-Coulter
Vβ5.2	FITC	36213		Beckman-Coulter
Vβ5.3	PE	3D11		Beckman-Coulter
Vβ7	FITC	ZOE		Beckman-Coulter
Vβ8.1 et 8.2	PE	56C5		Beckman-Coulter
Vβ9	PE	FIN9		Beckman-Coulter
Vβ11	PE	C21		Beckman-Coulter
Vβ12	FITC	VER2.32.1		Beckman-Coulter
Vβ13.1	PE	IMMU222		Beckman-Coulter
Vβ13.6	FITC	JU-74		Beckman-Coulter
Vβ14	PE	CAS1.1.3		Beckman-Coulter
Vβ16	FITC	TAMAYA 1.2		Beckman-Coulter
Vβ17	FITC	E17.5F3		Beckman-Coulter
Vβ18	PE	BA62		Beckman-Coulter
Vβ20	FITC	ELL 1.4		Beckman-Coulter
Vβ21.3	FITC	IG125		Beckman-Coulter
Vβ22	PE	IMMU 546		Beckman-Coulter
Vβ23	PE	AF23		Beckman-Coulter

Parmi 29 patients testés, la plupart des Vβ était exprimée par les lymphocytes T CD4+ conventionnels (de 1 à 5%). Quelques chaînes étaient plus fortement exprimées (par exemple Vβ2, Vβ5.1, Vβ17, Vβ3 pouvant aller dans quelques cas à des taux de 10 à 40%). Par contre, sur les lymphocytes T CD8+, un grand nombre de chaînes Vβ n'était pas exprimé.

Même si la répartition des chaînes Vβ était très variable d'un donneur à l'autre, nous avons vérifié que la répartition de longueur des transcrits du fragment CDR3 des chaînes Vbéta était bien polyclonale sur des lymphocytes T périphériques de donneurs de sang (fig 3.8).

Figure 3.8 : Les populations lymphocytaires T périphériques conventionnelles (CD4+ ou CD8+) sont hautement diverses et expriment tous les clonotypes Vβ (analyse sur 29 patients). La population T CD8+ est moins diverse que T CD4+.

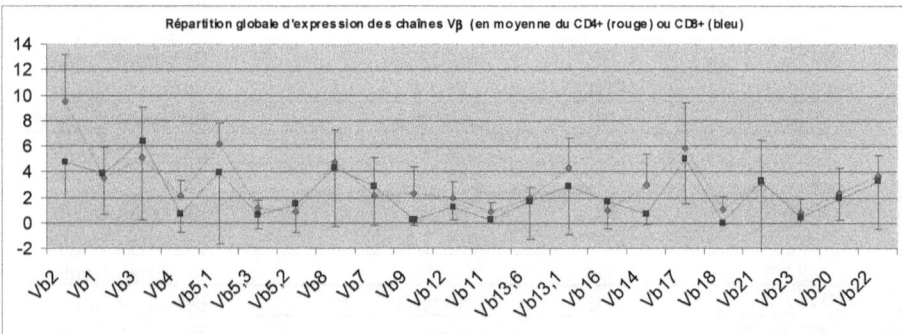

Répartition globale d'expression des chaînes Vβ (en moyenne du CD4+ (rouge) ou CD8+ (bleu))

9 - Lymphocytes T non conventionnels T CD4+ CD8dim.

Chez certains patients, nous avons pu remarquer un double pic de distribution d'intensité de fluorescence du CD8 sur les lymphocytes T (fig 3.9). Le pic supplémentaire correspondait à une très nette diminution de l'intensité de fluorescence (médian $5.0^{\pm 4.1}$) comparée aux cellules conventionnelles (24.8 ± 5.4). En valeur absolue, cela correspondait à une diminution de la densité de surface des molécules CD8 qui étaient entre 11 000 et 17 000 molécules par cellule sur les lymphocytes à faible CD8 comparés aux lymphocytes conventionnels (96 000 à 128 000 molécules par cellule). Ces lymphocytes T (CD3 positif) CD8dim exprimaient également le CD4, à intensité comparable aux lymphocytes T CD4 et sont subséquemment nommés lymphocytes T CD4+ CD8dim.

La présence d'un groupe apparent de ces lymphocytes T CD4+ CD8dim était clairement observée chez les patients analysés en routine (38/156 patients VIH positifs ou transplantés rénaux). En quantifiant systématiquement la région correspondante, cette population était détectable dans tous les échantillons mais à des taux très variables (de 2 à 155 cellules par µL). La majorité (77%) était regroupée en dessous de 20 cellules par µl et plus difficilement identifiable. Ceci explique que la population ne soit initialement observée que chez certains patients (23%) mais sa définition était arbitraire, dépendante de la représentativité relative aux autres populations.

Nous avons testé des donneurs de sang en bonne santé. La distribution était à nouveau très hétérogène, la majorité des échantillons étant groupée au dessous de 20 cellules T CD4+ CD8dim/µL. La population non conventionnelle apparaissait clairement chez 8/31 donneurs testés et correspondait à des valeurs > 20 cell/µL. Nous avons donc choisi de définir cette valeur objective comme seuil «d'élévation» de la population T CD4+ CD8dim.

La fréquence observée chez les donneurs de sang (25.8%) était comparable à celle des patients (VIH+ : 19.2%) et transplantés rénaux (29.5%). Nous avons également analysé une cohorte de 21 patients âgés convalescents de plus de 70 ans : 7 patients (33.3%) avaient plus de 20 cellules par µl CD4+ CD8dim. La répartition des fréquences était significativement différente (p = 0.037, test du chi2). Cependant, nous n'avons pas trouvé de corrélation avec l'âge.

Figure 3.9 : Population lymphocytaire T non conventionnelle CD4+CD8dim. La distribution de CD8 est trimodale (b). Le nombre de cellules est groupé au-dessous de 20 cells/µl sauf pour quelques patients et contrôles sains (c, d). La population lymphocytaire peut être limitée à un seul clonotytpe Vβ (e).

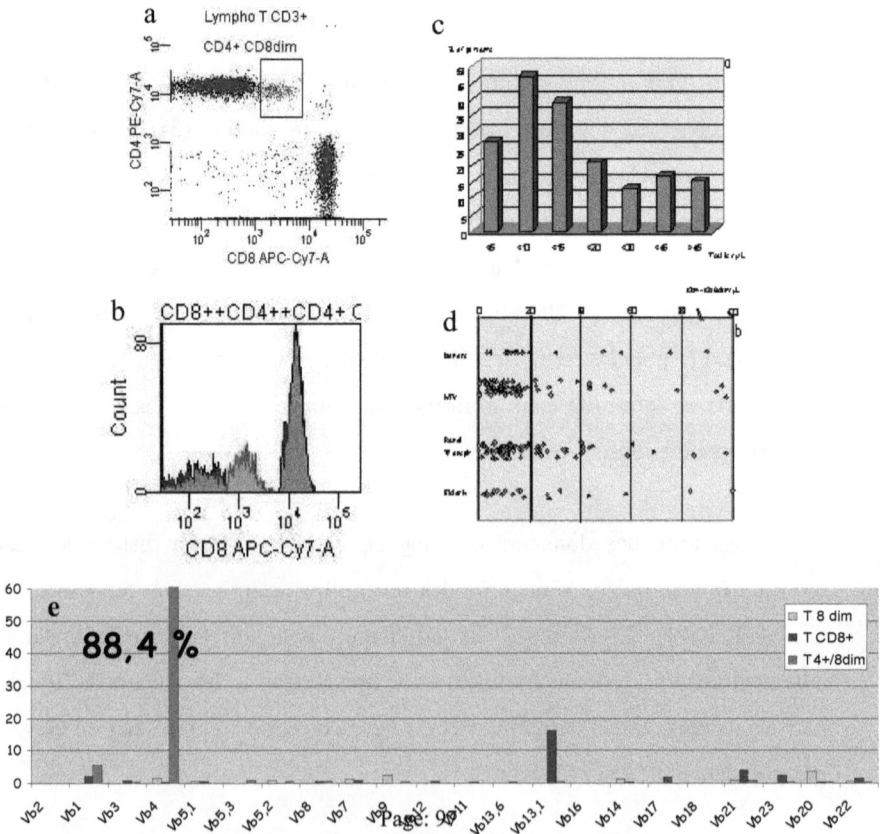

Nous avons cherché à caractériser ces lymphocytes T non conventionnels. Ces cellules n'exprimaient pas de marqueur précoce d'activation lymphocytaire (CD69). Nous n'avons pas pu mettre en évidence d'expression de CD25 sur dix cas testés. Tous ces lymphocytes exprimaient l'isoforme $\alpha\beta$ du TCR. Par contre, la molécule CD8 était uniquement composée de la chaîne alpha (probablement isoforme homo-dimèrique CD8aa).

La concentration des lymphocytes T CD4+ CD8dim dans le sang n'était pas corrélée à la concentration des lymphocytes T CD4+ ni des lymphocytes T CD8+. De même, nous n'avons pas trouvé de corrélation avec le taux de lymphocytes T$\gamma\delta$.

Dans certains cas, la population T CD4+ CD8dim semblait très homogène en terme de densité d'expression des marqueurs CD4 et CD8. Nous avons recherché si cela correspondait à une restriction clonale. Nous avons observé une très forte restriction de distribution des chaînes Vβ, les chaînes Vβ2, Vβ3, Vβ13.1, Vβ5.2 et Vβ1 étant les plus fréquemment exprimées. Surtout, chez 26 et 29 patients, nous avons pu observer la prédominance d'une chaîne Vβ (de 18 à 94% des lymphocytes TCD4+CD8dim), suggérant que cette population soit composée d'un contingent monoclonal. Les chaînes les plus fréquemment observées étaient Vβ8, Vβ2, Vβ13.1 ou Vβ21. Dans les trois autres cas, nous avons observé un "trou phénotypique" avec une somme des nombres de chaînes Vβ observées inférieure à 20% suggérant qu'une des chaînes non testées puisse être largement prédominante.

Discussion :

Une telle population a déjà été occasionnellement rapportée dans la littérature (Ortolani, 1993 ; Warrington, 2001 ; Prince, 1994). Elle a également déjà été rapportée chez l'animal (Zuckermann, 1999). Nous avons démontré que cette population avait un phénotype (CD8aa) comme les lymphocytes intra-épithéliaux observés chez le rat (Imhof, 2000 ; Yamada, 1999 ; Helgeland, 1999). La consultation des antériorités de quelques dossiers nous permet de dire que cette symptomatologie reste généralement présente plusieurs années.

La signification immunologique de ces cellules dans le sang périphérique n'est pas encore clairement élucidée. Dans les conditions expérimentales, ces lymphocytes ont un profil fonctionnel de type TH1 (producteurs d'interleukine IL-2 et IFNγ) et peuvent avoir une activité cytotoxique (Yamada 1999, Richard 1992, Sala 1996, Suni 2001, Pittet 2000). Ils ont pu être impliqués dans une réponse anti-tumorale (Bacot 1991). Pour l'instant, nous n'avons pas retrouvé d'association avec un processus tumoral ou un état d'immuno-dépression.

Du point de vue ontogénique, ces lymphocytes ont un phénotype mature. Il est peu probable qu'ils correspondent à des thymocytes car l'activité thymique chez l'adulte est négligeable en dehors de conditions drastiques et les thymocytes expriment un phénotype immature (CD45RA, CD62L). De plus les doubles positifs sont largement minoritaires et expriment le CD4 et CD8 à intensités égales.

Inversement, il semblerait que des lymphocytes T CD4+ authentiques puissent dans certaines conditions, ré-exprimer en périphérie, de faibles taux de CD8 (Souni, 2001; Luhtala, 1997).

Il a été récemment proposé que la population CD4+CD8dim pouvait être une transition entre un lymphocyte T initialement CD4+ qui se convertit en d'authentiques CD4 - CD8+ dans le thymus (Bosselut 2003), un phénomène "trans-isotypique" en quelque sorte. Est-ce que ce phénomène est transposable dans les lymphocytes T périphériques ? Leur phénotype acquis CD8aa suggère qu'ils aient été sollicités au niveau des muqueuses ou de la peau.

La raison pour laquelle ces lymphocytes ont eu besoin de l'expression de CD8, particulièrement l'isoforme αα n'est pas claire. Ont-ils acquis une nouvelle capacité de reconnaissance d'antigène, peut-être non peptidique présenté par des molécules MHC non classiques ? Cette nouvelle spécificité est-elle due à une réaction croisée du récepteur TCR ou bien à l'expression d'un second récepteur d'expression différente ?

Nous avons montré que la distribution de ces lymphocytes non conventionnels était très restreinte. Les données expérimentales montrent qu'une expansion lymphocytaire réactionnelle est rapidement suivie d'une contraction, à moins d'une persistance active de l'antigène. Est-ce que la persistance de ce contingent lymphocytaire reflète une stimulation chronique par un antigène ? Il pourrait ainsi être le stigmate d'une sollicitation prolongée par exemple au niveau de l'appareil digestif (intestin, foie) et bronchique. Il est possible que la restriction à un clonotype puisse être due à une stimulation prolongée non pas par un peptide très spécifique mais un super-antigène commun à un isotype Vβ. Cependant, cette éventualité est peu probable ici car elle induirait plutôt une activation lymphocytaire (CD25+, CD69+) avec induction d'apoptose et perte du clonotype correspondant.

Un mécanisme alternatif pourrait être une autonomisation de la prolifération de ces lymphocytes comme elle est observée dans les leucémies lymphoïdes chroniques. Cette maladie peut en effet concerner des lymphocytes T dont le phénotype est alors mature, CD4 et/ou CD8, proche de celui que nous décrivons ici. Ce contingent représente-t-il alors une forme précoce ou lente d'un syndrome lympho-prolifératif ? Se pose alors le problème de la zone frontière entre les deux états et d'éventuels critères pronostiques. Un phénotypage complémentaire (CD5, CD7, CD103, CD27, CD28…) pourrait permettre de mieux comparer les caractères phénotypiques de ces populations avec les phénotypes lymphomateux ou leucémiques. Une étude de suivi longitudinal de cohorte à long terme devrait permettre de répondre à cette question et éventuellement de déterminer les facteurs prédictifs.

Par analogie au syndrome de dysglobulinémie monoclonale de signification indéterminée, nous émettons l'hypothèse qu'une partie au moins de ces fractions lymphocytaires puisse éventuellement évoluer vers un syndrome lympho-prolifératif à plus ou moins long terme. Nous avons proposé de nommer cette entité "clonopathie oligoclonale de signification indéterminée" (OCUS). Nous avons choisi le terme oligoclonal car la prépondérance d'une chaîne $V\beta$ ne suffit pas pour affirmer la vraie monoclonalité que nous n'avons pas pu pour l'instant confirmer par étude du transcrit. Le terme clonopathie a été également discuté car aucune signification pathologique clinique n'a encore été associée à ce phénomène. Il nous paraît donc, dans l'état actuel de nos connaissances, souhaitable de suivre l'évolution de cette entité chez les patients.

10 - Lymphocytes T non conventionnels T CD4dim CD8+.

Au cours d'une étude équivalente à la précédente, nous avons cherché à caractériser un phénotype non conventionnel observé sur des échantillons, plus rares, qui contenaient un contingent lymphocytaire T (CD3 positif) exprimant le CD4 à faible intensité.

Cette éventualité doit évidemment être différenciée de la présence de monocytes qui expriment du CD4 à faible intensité, mais n'expriment pas de CD3. Cette distinction est devenue facile avec les marquages multiples (CD3, CD4 et CD8) mais pouvait prêter à confusion dans les marquages simples ou doubles.

La diminution d'expression du CD4 est très significative puisqu'elle équivaut à une moyenne de fluorescence de 10.1 ± 3.5 comparée à 24.8 ± 5.4 pour les lymphocytes T CD4 conventionnels. Ces lymphocytes T CD4dim expriment toujours le CD8, à taux normal. Le CD8 était principalement de phénotype hétéro-dimérique (CD8$\alpha\beta$). Nous les avons donc baptisés lymphocytes T CD4dimCD8+.

La présence de cette population est beaucoup moins fréquente que la population précédemment étudiée (CD4+ CD8dim). L'analyse systématique de la zone correspondante, sur une cohorte de 31 donneurs de sang, révélait que la population CD8+ CD4dim représentait en moyenne 0.6 % des lymphocytes T avec une large distribution entre échantillons (de 0.1 à 6.1 %). La majorité des échantillons avait moins de 20 cellules CD8+ CD4dim par microlitre (fig 3.10). Cependant, 3 échantillons (9.7 %) avaient une valeur supérieure à 20 cell/mL.

En analysant la même série de 78 patients VIH positifs, nous avons trouvé 8 cas (11 %) avec élévation de CD8+ CD4dim alors que nous n'avons trouvé que 6 cas (7.9 %) chez les 78 patients greffés rénaux. La fréquence était légèrement augmentée chez les patients de plus de 70 ans (4 sur 21 soit 19%).

Comme pour les T CD4+ CD8dim, ces lymphocytes T CD8+ CD4dim ne présentaient pas de signes d'activation (CD69 ; CD25).

Figure 3.10 : Population lymphocytaire T non conventionnelle CD4dimCD8+. La distribution de CD4 est trimodale (b). Le nombre de cellules est groupé au-dessous de 20 cells/µl sauf pour quelques patients et contrôles sains (c). La population lymphocytaire peut être limitée à un seul clonotype Vβ (d).

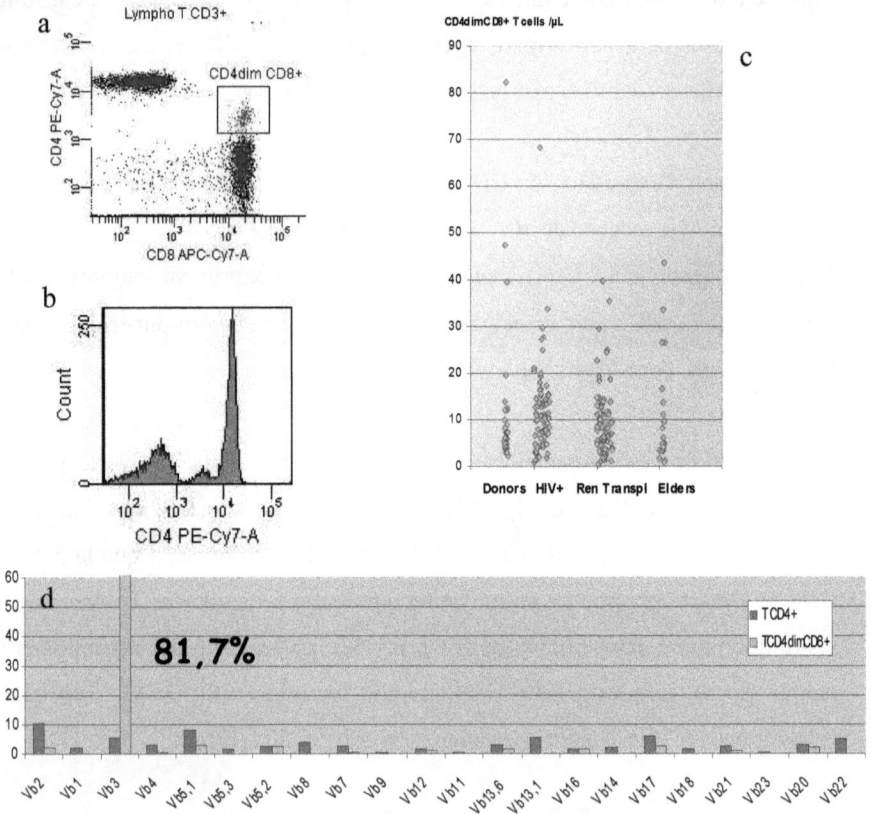

Nous avons analysé la diversité du répertoire TCR de ces populations. La distribution globale des clonotypes des T CD8+ CD4dim était proche de celle des lymphocytes T CD8+ conventionnels suggérant qu'ils en étaient dérivés après acquisition de l'expression de faible taux de CD4. Cependant, ce phénomène n'a pas été démontré expérimentalement.

De plus, parmi 13 patients testés qui présentaient une population CD4dim CD8+ nette et homogène, tous présentaient une prépondérance (40 et 94 % de la population) d'un seul clonotype. Ce clonotype n'était pas surexprimé dans les deux autres populations lymphocytaires conventionnelles (CD4+ ou CD8+). Les clonotypes prépondérants étaient généralement différents d'un patient à l'autre.

Ces populations lymphocytaires généralement minoritaires ont une distribution très variable d'un patient à l'autre et peuvent être fortement élevées chez certains patients suggérant une signification séméiologique. Le problème est identique au cas précédent. S'agit-il d'une prolifération réactionnelle à une infection systémique persistante ? Une association avec une infection virale chronique a été rapportée (Suni). Mais il est également possible que quelques uns de ces cas aient un (faible) potentiel lympho-prolifératif par leur caractère monoclonal et persistant, et le concept OCUS peut s'appliquer également à cette entité. Une étude de suivi longitudinale de ces patients dans des conditions très standardisées est nécessaire pour en évaluer le risque progressif.

11 – Expression différentielle de CD4/CD8 sur les lymphocytes T :

Nous avons analysé la densité d'expression des molécules CD4 et CD8. La fluorescence était très homogène entre échantillons pour un même type de marque (système FacsCanto, décrit dans la méthodologie). Il faut remarquer que les niveaux de fluorescence entre CD4 et CD8 ne sont pas ici comparables, s'agissant de différents fluorochromes et différents réglages de photomultiplicateurs.

On remarque (fig. 3.11) que chaque marqueur (CD4 et CD8) peut exprimer dans certains échantillons un pic d'intensité intermédiaire dont la valeur relative est ¼ pour le CD4 et 1/8 pour le CD8. Nous nous sommes particulièrement intéressés à rechercher la signification de ces populations lymphocytaires qui expriment très partiellement des molécules essentielles pour leur fonction.

Figure 3.11 : Expression diminuée de CD4 (sur CD4+/CD4dim) et de CD8 (sur CD8+ et CD8dim) comparée aux niveaux d'expression conventionnelle.

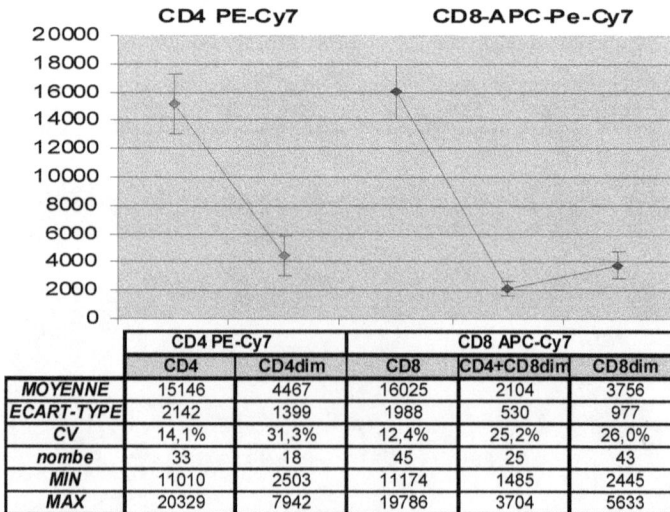

	CD4 PE-Cy7		CD8 APC-Cy7		
	CD4	CD4dim	CD8	CD4+CD8dim	CD8dim
MOYENNE	15146	4467	16025	2104	3756
ECART-TYPE	2142	1399	1988	530	977
CV	14,1%	31,3%	12,4%	25,2%	26,0%
nombe	33	18	45	25	43
MIN	11010	2503	11174	1485	2445
MAX	20329	7942	19786	3704	5633

12 – Densités de CD4/CD8 sur les lymphocytes T :

Par méthode de quantification indirecte avec calibrage (Quifikit™), nous avons pu évaluer les densités de surface des molécules considérées (fig. 3.12).

Nous observons des taux comparables à la littérature avec de grandes différences entre les protéines analysées.

Figure 3.12 : Niveau d'expression des récepteurs membranaires en valeur absolue analysé par Quifikit sur 7 donneurs sains.

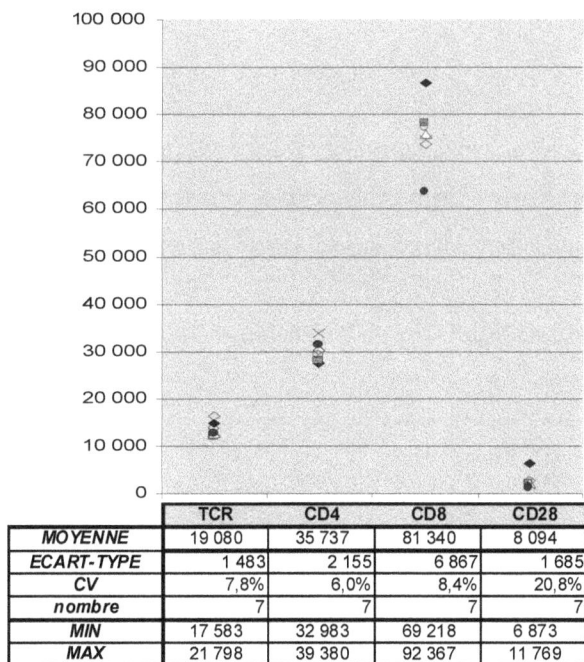

	TCR	CD4	CD8	CD28
MOYENNE	19 080	35 737	81 340	8 094
ECART-TYPE	1 483	2 155	6 867	1 685
CV	7,8%	6,0%	8,4%	20,8%
nombre	7	7	7	7
MIN	17 583	32 983	69 218	6 873
MAX	21 798	39 380	92 367	11 769

13 – Autres sous-populations Lymphocytaires T non conventionnelles :

L'analyse des dot-plots met en évidence d'autres phénotypes qui restent à explorer.

Lymphocytes T CD8dim :

Il existe d'authentiques lymphocytes T CD8 qui n'expriment pas de CD4 et expriment le CD8 en intensité faible (fig 3.13). Le CD8 est de la forme homodimérique (CD8αα) et correspond en fait à une partie des lymphocytes T CD8αα dont la majorité exprime le CD8α à intensité habituelle.

Nos résultats préliminaires montrent que ces lymphocytes sont de phénotypes matures, non activés et peuvent être restreints en clonotype. Ils peuvent exprimer le CD56.

Leur signification n'est pas encore connue. Il ne s'agit pas d'effet d'activation qui s'accompagne d'une baisse d'expression membranaire de CD4/CD8 mais également de CD3 (d'expression normale ici) et de façon très transitoire (48-72 heures).

Figure 3.13 : Population lymphocytaire T CD8dim (CD4+).

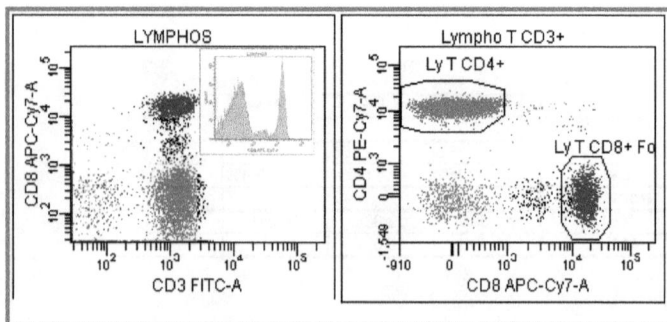

Lymphocytes T CD8CD56+ :

Une fraction (très variable entre patients) de lymphocytes T exprime le CD56. Ils sont toujours de type T CD8+ (fig 3.14). Ces lymphocytes peuvent avoir une signification de cytotoxicité. Ils sont facilement identifiables et quantifiables en cytométrie 5/6 couleurs et devraient faire l'objet d'études cliniques pour en définir la signification clinique.

Figure 3.14 : Population lymphocytaire T CD56+ (a) souvent CD8 (b). Ils peuvent être également CD3 fort ; Tγδ (c) ou CD8dim (b,d).

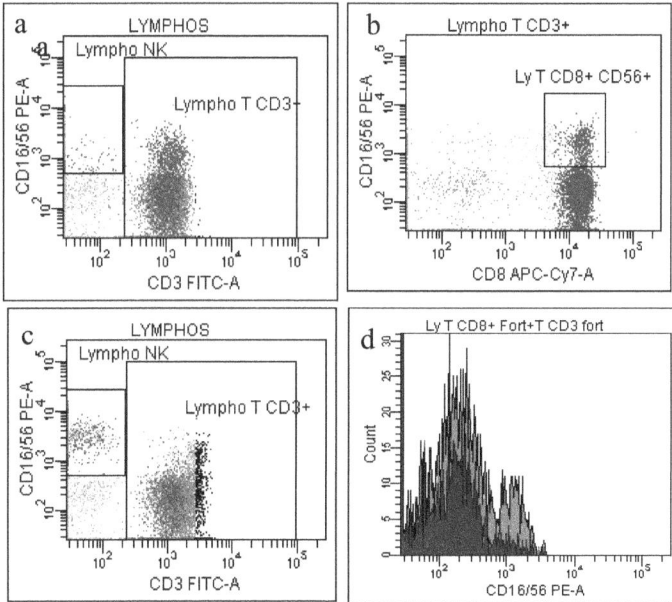

14 – Répartition habituelle des sous populations lymphocytaires T :

Nous avons pu établir des valeurs de référence des différentes populations décrites dans ce travail sur un échantillon de donneurs de sang (en bonne santé).

Nous confirmons la prépondérance des lymphocytes T CD4+ dans le sang périphérique (fig 3.15). Nous remarquons également que les moyennes de populations non conventionnelles (T CD4+CD8dim, T CD4dimCD8+) sont inférieures à 20 cells /µL ($15^{\pm20}$ et $11^{\pm14}$ cell/µl en moyenne $\pm$ 1 écart-type). Certains sujets (sains) ont des valeurs élevées : maximum 152 et 87 respectivement).

Le nombre de lymphocytes T CD8dim est plus important ($53^{\pm30}$ Cell/µL). De même, le nombre de lymphocytes T CD8+ CD56+ est relativement important ($51^{\pm46}$ Cell/µL) surtout pour les lymphocytes T CD8dim ($17^{\pm15}$ Cell/µL). Les extrêmes sont également très importants.

Figure 3.15 : Nombre (cell/µL) de lymphocytes périphériques chez 97 donneurs de sang.

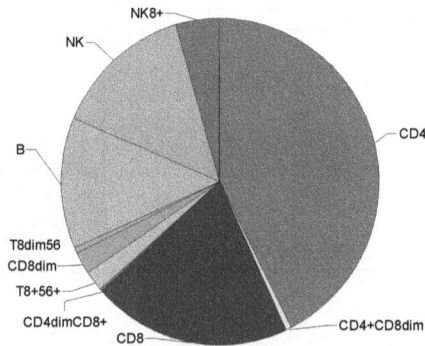

£

numéro	CD3/µL	CD4	CD4+CD8 dim	CD8	CD4dim CD8+	T8+56+	CD8dim	T8dim56	B	NK	NK8+
moyenne	1826	1120	15	529	11	51	53	17	342	372	12(
ecart type	570	343	20	235	14	46	30	15	171	185	6!
min	815	467	1	147	1	4	11	2	101	96	1!
max	4426	2436	152	1634	87	248	180	93	1186	1112	31(

CONCLUSIONS et PERSPECTIVES

La numération leucocytaire par immuno-cytométrie en flux arrive donc à maturité. La standardisation des protocoles de préparation d'échantillons et d'analyse des données permet de détecter de nombreuses populations leucocytaires, et l'éventuelle émergence de nouvelles populations normalement absentes ou très rares dans le sang périphérique (fig 4.1).

L'utilisation du CD45 permet de bien différencier les populations principales et notamment d'identifier une augmentation des polynucléaires éosinophiles ou basophiles.

L'analyse fine d'expression du CD3 permet de mettre en évidence une augmentation de la population lymphocytaire T gamma delta, qui peut dans certains cas exprimer le CD8 et ou le CD56. Les grandes variations quantitatives de ces sous populations entre patients suggèrent qu'elles peuvent être associées à des états immunitaires particuliers, préliminaires ou réactionnels, qui restent à élucider. La proximité des deux populations T$\alpha\beta$ et T$\gamma\delta$ sur le critère de niveau d'expression du CD3 n'est cependant pas suffisante pour les distinguer de façon fiable et reproductible et incite fortement à introduire l'utilisation de marqueur spécifique (anti TCR$\gamma\delta$).

Nous nous sommes tout particulièrement intéressés, au cours de cette étude, à la mise en évidence et la caractérisation de populations lymphocytaires T non conventionnelles, exprimant inégalement le CD4 et le CD8. Ces populations ont été occasionnellement rapportées dans la littérature, dans des contextes pathologiques mais également chez des témoins en bonne santé mais elles n'ont jamais été explorées en routine bien qu'elles soient clairement identifiables en cytométrie en flux, sans aucun surcoût.

Nous avons montré que ces populations étaient des lymphocytes matures et stables. Ils peuvent donc correspondre à d'authentiques lignées lymphocytaires méconnues parce que rares dans le sang. La distribution phénotypique des lymphocytes T ne se limite donc pas aux très conventionnels T CD4+ et T CD8+. Le seuil d'alerte doit donc être déterminé et nous avons observé que les valeurs étaient regroupées en grande majorité au dessous de 15-20 cellules par microlitre selon le phénotype (table XIII).

Figure 4.1 : Images cytomètriques caractéristiques (marquage CD45/CD3/CD4/CD8/CD19/ (Cd16)CD56) : Les leucocytes sont sélectionnés sur l'expression de CD45 (panel a). Définition des lymphocytes B CD19+ (b). Expression respective de CD4+ et CD8+ sur les lymphocytes T (CD3+ -c-). Expression du CD56 sur les lymphocytes NK (CD3-) mais également T (CD3+ -d-). T non conventionnels CD4+CD8dim (e), CD4dimCD8+ (f), CD8dim+ (g), CD3 fort (h) exprimant le CD8 (i). L'expression du CD56 sur les lymphocytes T est restreinte aux T CD8+ (j) ou CD3 fort (k). Une fraction des lymphocytes NK exprime le CD8 (m).

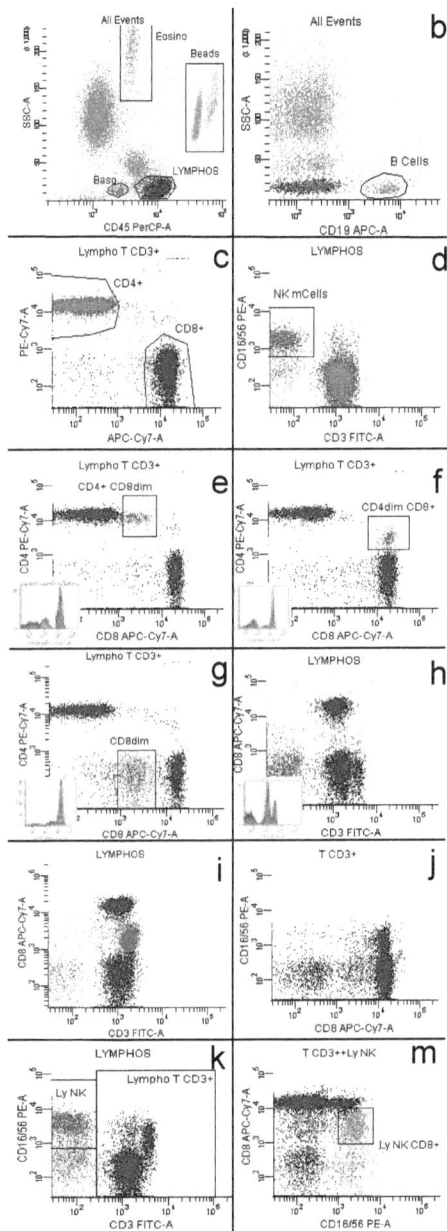

Ces lignées pourraient avoir une distribution limitée à certains compartiments. Leur présence inhabituelle dans le sang périphérique, observée seulement chez quelques patients, devrait donc avoir une signification clinique contemporaine (forme « réactionnelle ») comme par exemple une stimulation chronique. Cependant, les données de la littérature sur la cinétique des réponses lymphocytaires T montrent que la prolifération lymphocytaire T ne persiste que très peu de temps après la fin d'une stimulation et peut même diminuer malgré la persistance de certains antigènes. La persistance de cette prolifération lymphocytaire oligoclonale pendant plusieurs années est donc en faveur de la persistance d'une stimulation antigénique.

Nous n'avons pas trouvé pour l'instant d'association entre l'occurrence d'une augmentation d'une de ces populations et les maladies que nous explorons le plus fréquemment comme l'infection par HIV ou des immuno-suppressions thérapeutiques (liés à une transplantation d'organe). Cependant, nous nous devons de rester prudents sur ces conclusions parce que les indications de numérations

Table XIII : résumé des propriétés des lymphocytes T non conventionnels

	T γδ	CD4 + CD8 dim	CD4 dim CD8+	CD8 dim	CD8+CD56+
CD4	négatif	fort	faible	négatif	négatif
CD8	+/−	faible αα	fort αβ	faible αα	fort αβ
CD56	+/−			+/−	+
Seuil	120 cell/µL	20 cell/µL	20 cell/µL		
Donneurs sains	oui	23%	9,7%		
Effet Age		> 70 ans	> 70 ans		
facilités par					
Fonction		Cytotoxicité			
Produisent	IFNγ / TNFα	Il-2	Il-4		
		Yamada Int Immuno 1999	Zloza Blood 2003		
sd prolifératif.	possible	Prolymphocytaire ?	possible	??	LGL?

lymphocytaires induisent un biais évident de recrutement.

Nous avons cependant montré que ce profil pouvait être observé chez certains donneurs de sang apparemment en bonne santé ce qui plaide en faveur d'une sollicitation passée (« forme séquellaire »). D'ailleurs, même si nous n'avons pas observé de relation directe avec l'âge des personnes testées, l'occurrence de ces populations minoritaires semble être plus fréquente chez les patients très âgés (de plus de 70 ans). Là encore, nos résultats très préliminaires sont biaisés et n'ont pas de valeur épidémiologique. Les principales caractéristiques sont résumées dans la table XIII.

Les lymphocytes tumoraux peuvent avoir des expressions aberrantes de marqueurs membranaires (ex double positif ou positif faible). Bien que leurs phénotypes soient surprenants, les populations présentées dans ce travail n'ont pas de caractère de malignité (stabilité, absence de signes cliniques) en dehors du caractère oligoclonal. Certains syndromes lymphoprolifératifs ont une progression très lente et il reste possible qu'une partie des populations non conventionnelles puisse en être des formes précoces peu progressives.

S'il s'agit de prolifération réactionnelle chronique, il est également possible qu'une sollicitation prolongée puisse apporter un risque d'émergence d'un clone à l'origine d'un syndrome lympho-prolifératif. Il est connu que l'incidence de cette pathologie augmente de nos jours et qu'elle est bien plus élevée dans les contextes dysimmunitaires. D'authentiques syndromes lymphoprolifératifs ont été décrits dans le contexte des syndromes de mal-absorption chronique par une intolérance au gluten. De façon intéressante, un lymphome (à cellules B) a été associé à l'infection chronique par Hélicobacter pilori et a pu régresser après traitement de l'infection. Enfin, dans un cas de la littérature, ce type de phénotype a été isolé au sein d'un foyer lymphomateux et avait une activité anti-tumorale.

Nous évoquons donc deux hypothèses :

1 – Ces cellules correspondent à des lignées physiologiques, limitées à certains compartiments. L'expansion d'une population de ces lignées pourrait être réactionnelle à un stimulus persistant (infectieux, tumoral..). Nous proposons l'hypothèse que cet antigène puisse aussi être de nature auto-immune.

2 – Ces populations inhabituelles représentent des formes très précoces de syndrome prolifératif comme le suggère fortement le caractère monoclonal possible. Cette situation nous rappelle le concept des dysglobulinémies monoclonales de

signification indéterminée, très fréquente, dont l'incidence augmente avec l'âge et dont certains cas posent des problèmes de diagnostic différentiel avec d'authentiques myélomes.

Qu'elles soient réactionnelles, séquellaires ou pré-tumorales, nous pensons que ces populations non conventionnelles doivent avoir une valeur séméiologique, utile pour le suivi clinique des patients et qu'il devrait donc être pris en compte dans l'analyse, d'autant plus qu'elles sont faciles à révéler. Des études de suivi clinique sur de nombreuses années devraient aider à préciser leurs valeurs diagnostique et pronostique.

Des études immunologiques complémentaires, phénotypiques mais surtout fonctionnelles devraient permettre de mieux comprendre le rôle de ces populations et leur signification.

Perspectives

1 – Chacune de ces populations lymphocytaires T non conventionnelles CD4/CD8+ demande à être encore mieux caractérisée :

- Il serait important d'étendre le panel de caractérisation antigénique pour pouvoir les comparer avec les phénotypes de syndromes lympho-prolifératifs.
- Il paraît important de connaître leurs capacités fonctionnelles (activité Th1/Th2), production d'autres cytokines, activité cytotoxique, capacité de prolifération. Ces explorations sont techniquement difficiles car, nécessitant un marquage multiple (CD3+, CD4+, CD8+), les tris mono-paramètriques par billes magnétiques ne sont pas envisageables et les tris par cytomètrie sont délicats pour obtenir un nombre suffisant de ces cellules rares.

- Enfin, et surtout, il nous paraît indispensable de pouvoir surveiller le potentiel évolutif de ces populations minoritaires sur plusieurs années pour dépister d'éventuelles désordre immunitaires ou de progressions vers un syndrome lympho-prolifératif authentique à caractère morbide et éventuellement identifier des critères pronostiques initiaux.

2 – Populations encore insuffisammment caractérisées : T CD8+CD56+, Tγδ CD56+ ; NK CD8+ :

Les sous-populations lymphocytaires T (αβ ou γδ) qui expriment le CD8 en faible intensité et éventuellement le CD56, restent à caractériser du point de vue phénotypique et fonctionnel. Il est également important de surveiller le profil évolutif de ces populations.
Il nous paraît fortement possible que ces caractères phénotypiques ne correspondent pas particulièrement à des sous-populations authentiques mais plutôt à des états

fonctionnels avec une éventuelle activité cytotoxique (CD56+) ou anergique (CD8 diminué).

Une activité peut être identifiées par la recherche de contenus en protéines cytotoxiques (perforine, granzyme) ainsi qu'une activité cytotoxique éventuelle après tri des cellules CD56+ par cytométrie).

La présence de ces caractères fonctionnels pourrait avoir une signification diagnostique intéressante si une association avec une pathologie cellulaire chronique (infection chronique, dysplasie) peut être démontrée.

Bibliographie

1997 revised guidelines for performing CD4+ T-cell determinations in persons infected with human immunodeficiency virus (HIV). Centers for Disease Control and Prevention. MMWR Recomm Rep. 1997 ; 46(RR-2):1-29.

Aandahl EM, Sandberg JK, Beckerman KP, Tasken K, Moretto WJ, Nixon DF. CD7 is a differentiation marker that identifies multiple CD8 T cell effector subsets. J Immunol. 2003 ;170(5):2349-55.

Abuzakouk M, Carton J, Feighery C, O'Donoghue DP, Weir DG, O'Farrelly C. CD4+ CD8+ and CD8alpha+ beta- T lymphocytes in human small intestinal lamina propria. Eur J Gastroenterol Hepatol 1998 ;10(4):325-9.

Agrati C, D'Offizi G, Narciso P, Abrignani S, Ippolito G, Colizzi V, Poccia F. Vdelta1 T lymphocytes expressing a Th1 phenotype are the major gammadelta T cell subset infiltrating the liver of HCV-infected persons. Mol Med. 2001 ;7(1):11-9.

Ahmed R, Gray D. Immunological memory and protective immunity: understanding their relation. Science. 1996 ;272(5258):54-60

Airo P, Rossi G, Facchetti F, Marocolo D, Garza L, Lanfranchi A, Prati E, Brugnoni D, Malacarne F, Cattaneo R. Monoclonal expansion of large granular lymphocytes with a CD4+ CD8dim+/- phenotype associated with hairy cell leukemia. Haematologica. 1995 ; 80:146-9.

Akashi K, Kondo M, Weissman IL. Two distinct pathways of positive selection for thymocytes. Proc Natl Acad Sci U S A. 1998 ;95(5):2486-91.

Almeida AR, Rocha B, Freitas AA, Tanchot C. Homeostasis of T cell numbers: from thymus production to peripheral compartmentalization and the indexation of regulatory T cells. Semin Immunol. 2005 Jun;17(3):239-49.

Anderson G, Hare KJ, Jenkinson EJ. Positive selection of thymocytes : the long and winging road. Immunol Today. 1999 ; 20 : 463-468.

Anderson G, Moore NC, Owen JJ, Jenkinson EJ. Cellular interactions in thymocyte development. Annu Rev Immunol. 1996 ; 14:73-99.

Antica M, Scollay R. Development of T lymphocytes at extrathymic sites.J Immunol. 1999 ;163(1):206-11.

Apostolou I, Cumano A, Gachelin G, Kourilsky P. Evidence for two subgroups of CD4-CD8- NKT cells with distinct TCR alpha beta repertoires and differential distribution in lymphoid tissues. J Immunol. 2000 ; 165(5):2481-2490.

Appay V, Zaunders JJ, Papagno L, Sutton J, Jaramillo A, Waters A, Easterbrook P, Grey P, Smith D, McMichael AJ, Cooper DA, Rowland-Jones SL, Kelleher AD. Characterization of CD4(+) CTLs ex vivo. J Immunol. 2002 ;168(11):5954-5958.

Appay V, Dunbar PR, Callan M, Klenerman P, Gillespie GM, Papagno L, Ogg GS, King A, Lechner F, Spina CA, Little S, Havlir DV, Richman DD, Gruener N, Pape G, Waters A, Easterbrook P, Salio M, Cerundolo V, McMichael AJ, Rowland-Jones SL. Memory CD8+ T cells vary in differentiation phenotype in different persistent virus infections. Nat Med. 2002 ; 8(4):379-385.

Appay V, Papagno L, Spina CA, Hansasuta P, King A, Jones L, Ogg GS, Little S, McMichael AJ, Richman DD, Rowland-Jones SL. Dynamics of T cell responses in HIV infection. J Immunol. 2002 ;168(7):3660-3666.

Arcaro A., Gregoire C, Bakker TR, Baldi L, Jordan M, Goffin L, Boucheron N, Wurm F, van der Merwe PA, Malissen B, Luescher IF. CD8beta endows CD8 with efficient co-receptor function by coupling T cell receptor/CD3 to raft-associated CD8/p56(lck) complexes. J Exp Med. 2001; 194:1485-95.

Arstila TP, Casrouge A, Baron V, Even J, Kanellopoulos J, Kourilsky P. A direct estimate of the human alphabeta T cell receptor diversity. Science 1999;286(5441):958-61.

Arstila TP, Casrouge A, Baron V, Even J, Kanellopoulos J, Kourilsky P. Diversity of human alpha beta T cell receptors. Science 2000 ;288(5469):1135.

Aspinall R, Andrew D, Pido-Lopez J. Age-associated changes in thymopoiesis. Springer Semin Immunopathol. 2002;24(1):87-101.

Assarsson E, Kambayashi T, Sandberg JK, Hong S, Taniguchi M, Van Kaer L, Ljunggren HG, Chambers BJ. CD8+ T cells rapidly acquire NK1.1 and NK cell-associated molecules upon stimulation in vitro and in vivo. J Immunol. 2000 Oct 1;165(7):3673-9.

Azzam HS, DeJarnette JB, Huang K, Emmons R, Park CS, Sommers CL, El-Khoury D, Shores EW, Love PE. Fine tuning of TCR signaling by CD5. J Immunol. 2001 May 1;166(9):5464-72.

Azuma M, Phillips JH, Lanier LL. CD28- T lymphocytes. Antigenic and functional properties. J Immunol 1993 Feb 15;150(4):1147-59.

Baccala R, Witherden D, Gonzalez-Quintial R, Dummer W, Surh CD, Havran WL, Theofilopoulos AN. Gamma delta T cell homeostasis is controlled by IL-7 and IL-15 together with subset-specific factors. J Immunol. 2005 Apr 15;174(8):4606-4612.

Baccala R, Gonzalez-Quintial R, Dummer W, Theofilopoulos AN. Tumor immunity via homeostatic T cell proliferation: mechanistic aspects and clinical perspectives. Springer Semin Immunopathol. 2005 Jun;27(1):75-85.

Baccala R, Theofilopoulos AN. The new paradigm of T-cell homeostatic proliferation-induced autoimmunity. Trends Immunol. 2005 ;26(1):5-8.

Bachmann MF, Sebzda E, Kundig TM, Shahinian A, Speiser DE, Mak TW, Ohashi PS. T cell responses are governed by avidity and co-stimulatory thresholds. Eur J Immunol 1996;26(9):2017-22.

Bachmann MF, Salzmann M, Oxenius A, Ohashi PS. Formation of TCR dimers/trimers as a crucial step for T cell activation. Eur J Immunol. 1998 ;28(8):2571-9.

Badovinac VP, Corbin GA, Harty JT. Cutting edge: OFF cycling of TNF production by antigen-specific CD8+ T cells is antigen independent. J Immunol. 2000 ;165(10):5387-91.

Badovinac VP, Porter BB, Harty JT. Programmed contraction of CD8(+) T cells after infection. Nat Immunol. 2002 ;3(7):619-26.

Baekkevold ES, Wurbel MA, Kivisakk P, Wain CM, Power CA, Haraldsen G, Campbell JJ. A role for CCR4 in development of mature circulating cutaneous T helper memory cell populations. J Exp Med. 2005 Apr 4;201(7):1045-51.

Bagot M, Echchakir H, Mami-Chouaib F, Delfau-Larue MH, Charue D, Bernheim A, Chouaib S, Boumsell L, Bensussan A. Isolation of tumor-specific cytotoxic CD4+ and CD4+CD8dim+ T-cell clones infiltrating a cutaneous T-cell lymphoma. Blood. 1998; 91:4331-41.

Bagriacik EU, Okabe M, Klein JR Origins of intestinal intraepithelial lymphocytes: direct evidence for a thymus-derived gamma delta T cell component. Immunol Lett 2000 ; 75 : 77-83.

Barnett D, Granger V, Mayr P, Storie I, Wilson GA, Reilly JT. Evaluation of a novel stable whole blood quality control material for lymphocyte subset analysis: results from the UK NEQAS immune monitoring scheme. Cytometry. 1996 ; 26:216-222.

Bartlett NL, Longo DL. T-small lymphocyte disorders. Semin Hematol. 1999 ; 36(2) : 164-170.

Basson MA, Zamoyska R. The CD4/CD8 lineage decision: integration of signalling pathways. Immunol Today. 2000 ; 21(10) : 509-514.

Baudouin F, Sarda MN, Goguel A, Bene MC. Multicenter study of reference stabilized human blood for lymphocyte immunophenotyping quality control in flow cytometry. GEIL. Cytometry. 1999 ; 38(3) : 127-132.

Baumgarth Nicole, Roederer Mario. A practical approach to multicolor flow cytometry for immunophenotyping J of Immunol Methods 2000; 243 : 77–97

Beagley KW, Husband AJ Intraepithelial lymphocytes: origins, distribution, and function. Crit Rev Immunol 1998 ; 18 : 237-254.

Belhadj K, Reyes F, Farcet JP, Tilly H, Bastard C, Angonin R, Deconinck E, Charlotte F, Leblond V, Labouyrie E, Lederlin P, Emile JF, Delmas-Marsalet B, Arnulf B, Zafrani ES, Gaulard P. Hepatosplenic gammadelta T-cell lymphoma is a rare clinicopathologic entity with poor outcome: report on a series of 21 patients. Blood. 2003 ; 102(13) : 4261-9.

Bell EB, Sparshott SM, Bunce C. CD4+ T cell memory, CD45 subsets and the persistence of antigen - a unifying concept. Immunol Today 1998 ; 19 : 60-64.

Belz GT, Xie W, Doherty PC. Diversity of epitope and cytokine profiles for primary and secondary influenza a virus-specific CD8+ T cell responses. J Immunol 2001 ; 166(7) : 4627-4633.

Bergeron M, Shafaie A, Ding T, Phaneuf S, Soucy N, Mandy F, Bradley J, Fahey J. Evaluation of stabilized blood cell products as candidate preparations for quality assessment programs for CD4 T-cell counting. Cytometry. 2002 ; 50 : 86-91.

Berzins SP, Boyd RL, Miller JF. The role of the thymus and recent thymic migrants in the maintenance of the adult peripheral lymphocyte pool. J Exp Med. 1998 ; 187(11) : 1839-1848.

Bevan MJ. Helping the CD8(+) T-cell response. Nat Rev Immunol. 2004; 4(8) : 595-602.

Bezouska K, Nepovim A, Horvath O, Pospisil M, Hamann J, Feizi T. CD 69 antigen of human lymphocytes is a calcium-dependent carbohydrate-binding protein. Biochem Biophys Res Commun 1995 ; 208(1) : 68-74.

Bhandoola A, Sambandam A, Allman D, Meraz A, Schwarz B. Early T lineage progenitors: new insights, but old questions remain. J Immunol. 2003 ; 171(11) : 5653-5658.

Biselli R, Matricardi PM, D'Amelio R, Fattorossi A. Multiparametric flow cytometric analysis of the kinetics of surface molecule expression after polyclonal activation of human peripheral blood T lymphocytes. Scand J Immunol 1992 ; 35(4) : 439-447.

Bitmansour AD, Waldrop SL, Pitcher CJ, Khatamzas E, Kern F, Maino VC, Picker LJ. Clonotypic structure of the human CD4+ memory T cell response to cytomegalovirus. J Immunol. 2001 ; 167(3) : 1151-1163.

Bitmansour AD, Douek DC, Maino VC, Picker LJ. Direct ex vivo analysis of human CD4(+) memory T cell activation requirements at the single clonotype level. J Immunol. 2002 ; 169(3) : 1207-1218.

Blattman JN, Antia R, Sourdive DJ, Wang X, Kaech SM, Murali-Krishna K, Altman JD, Ahmed R. Estimating the precursor frequency of naive antigen-specific CD8 T cells. J Exp Med. 2002 ; 195(5) : 657-664.

Blish CA, Gallay BJ, Turk GL, Kline KM, Wheat W, Fink PJ. Chronic modulation of the TCR repertoire in the lymphoid periphery. J Immunol. 1999 ; 162(6) : 3131-3140.

Bluestone JA, Khattri R, Sciammas R, Sperling AI. TCR gamma delta cells: a specialized T-cell subset in the immune system. Annu Rev Cell Dev Biol. 1995 ; 11: 307-353 .

Borisova LR, Andreev SG, Kuznetsov VA. Kinetics of T cell proliferation: a mathematical model and data analysis. Membr Cell Biol. 1998 ; 12(1) : 111-119.

Born WK, O'Brien RL. The healing touch of epidermal T cells. Nat Med. 2002 ; 8(6) : 560-561.

Borovsky Z, Mishan-Eisenberg G, Yaniv E, Rachmilewitz J. Serial triggering of T cell receptors results in incremental accumulation of signaling intermediates. J Biol Chem. 2002 ; 277(24) : 21529-21536.

Bosselut R., Guinter TI, Sharrow SO, Singer A. 2003. Unraveling a revealing paradox: Why major histocompatibility complex I-signaled thymocytes "paradoxically" appear as CD4+8lo transitional cells during positive selection of CD8+ T cells. J Exp Med. 2003 ; 197 : 1709-1719.

Bousso P, Levraud JP, Kourilsky P, Abastado JP. The composition of a primary T cell response is largely determined by the timing of recruitment of individual T cell clones. J Exp Med 1999 ; 189(10) : 1591-1600.

Bousso P, Lemaitre F, Bilsborough J, Kourilsky P. Facing two T cell epitopes: a degree of randomness in the primary response is lost upon secondary immunization. J Immunol. 2000 ; 165(2) : 760-767.

Boyd RL, Hugo P. Towards an integrated view of thymopoiesis. Immunol Today. 1991 Feb;12(2):71-9.

Breed DG, Dorrestein J, Vermeulen AN. Immunity to eimeria tenella in chickens: phenotypical and functional changes in peripheral blood T-cell subsets. Avian Dis. 1996 ; 40(1) : 37-48.

Brenner MK. Hematological malignancies. FASEB J. 1997 ; 11(8) : 640-648.

Brito-Babapulle F. The eosinophilias, including the idiopathic hypereosinophilic syndrome. Br J Haematol. 2003 ; 121: 203-223.

Bromley SK, Iaboni A, Davis SJ, Whitty A, Green JM, Shaw AS, Weiss A, Dustin ML. The immunological synapse and CD28-CD80 interactions. Nat Immunol. 2001 ; 2(12) : 1159-1166.

Bromley SK, Peterson DA, Gunn MD, Dustin ML. Cutting edge: hierarchy of chemokine receptor and TCR signals regulating T cell migration and proliferation. J Immunol. 2000 ; 165(1) : 15-19.

Brossard C, Feuillet V, Schmitt A, Randriamampita C, Romao M, Raposo G, Trautmann A. Multifocal structure of the T cell - dendritic cell synapse. Eur J Immunol. 2005 ; 35(6) : 1741-1753.

Brossard C, Semichon M, Trautmann A, Bismuth G. CD5 inhibits signaling at the immunological synapse without impairing its formation. J Immunol. 2003 ; 170(9) : 4623-4629.

Bruno L, von Boehmer H, Kirberg J. Cell division in the compartment of naive and memory T lymphocytes. Eur J Immunol. 1996 ;26(12):3179-84.

Burke MA, Morel BF, Oriss TB, Bray J, McCarthy SA, Morel PA. Modeling the proliferative response of T cells to IL-2 and IL-4. Cell Immunol 1997 ; 178(1) : 42-52.

Busch DH, Pamer EG. MHC class I/peptide stability: implications for immunodominance, in vitro proliferation, and diversity of responding CTL. J Immunol 1998 ; 160(9) : 4441-4448.

Busch DH, Pamer EG. T cell affinity maturation by selective expansion during infection. J Exp Med. 1999 ; 189(4) : 701-710.

Cabaniols JP, Fazilleau N, Casrouge A, Kourilsky P, Kanellopoulos JM. Most alpha/beta T cell receptor diversity is due to terminal deoxynucleotidyl transferase. J Exp Med. 2001 ; 194(9) : 1385-1390.

Callan MF, Fazou C, Yang H, Rostron T, Poon K, Hatton C, McMichael AJ. CD8(+) T-cell selection, function, and death in the primary immune response in vivo. J Clin Invest. 2000 ; 106 : 1251-1261.

Callan MF, Steven N, Krausa P, Wilson JD, Moss PA, Gillespie GM, Bell JI, Rickinson AB, McMichael AJ. Large clonal expansions of CD8+ T cells in acute infectious mononucleosis. Nat Med. 1996; 2 : 906-911.

Cantrell D, Bluestone J, Vivier E, Tybulewicz V. Signalling through the TCR. Res Immunol 1998 ; 149(9) : 866-867.

Cantrell DA, Smith KA. The interleukin-2 T-cell system: a new cell growth model. Science 1984 ; 224(4655)1 : 1312-1316.

Carayon P, Bord A, Raymond M. Simultaneous identification of eight leucocyte subsets of human peripheral blood using three-colour immunofluorescence flow cytometric analysis. J Immunol Methods. 1991 ; 138(2) : 257-264.

Carding SR, Egan PJ. Gammadelta T cells: functional plasticity and heterogeneity. Nat Rev Immunol. 2002 ; 2 : 336-345.

Carneiro J, Coutinho A, Faro J, Stewart J A model of the immune network with B-T cell co-operation. I— Prototypical structures and dynamics. J Theor Biol 1996 ; 182(4) : 513-529.

Carrasco YR, Trigueros C, Ramiro AR, de Yebenes VG, Toribio ML. Beta-selection is associated with the onset of CD8beta chain expression on CD4(+)CD8alphaalpha(+) pre-T cells during human intrathymic development. Blood. 1999 ; 94 : 3491-3498.

Carter LL, Dutton RW.

Type 1 and type 2: a fundamental dichotomy for all T-cell subsets.
Curr Opin Immunol. 1996 ; 8(3):336-342.

Caruso A, Licenziati S, Corulli M, Canaris AD, De Francesco MA, Fiorentini S, Peroni L. Fallacara F, Dima F, Balsari A, Turano A.
Flow cytometric analysis of activation markers on stimulated T cells and their correlation with cell proliferation.
Cytometry 1997 ; 27(1) : 71-76.

Cawthon AG, Lu H, Alexander-Miller MA.
Peptide requirement for CTL activation reflects the sensitivity to CD3 engagement: correlation with CD8alphabeta versus CD8alphaalpha expression.
J Immunol. 2001 ;167(5):2577-84.

Chakrabarti R, Kumar S, Chakrabarti R.
Relative roles of T-cell receptor ligands and interleukin-2 in driving T-cell proliferation.
J Cell Biochem. 1999 ; 76(1) : 37-43.

Chambers CA.
The expanding world of co-stimulation: the two-signal model revisited.
Trends Immunol 2001 ; 22(4) : 217-223.

Chang D, Valdez P, Ho T, Robey E.
MHC recognition in thymic development: distinct, parallel pathways for survival and lineage commitment.
J Immunol. 2000 ; 165(12) : 6710-6715.

Chao DL, Davenport MP, Forrest S, Perelson AS.
A stochastic model of cytotoxic T cell responses.
J Theor Biol. 2004 ; 228(2) : 227-240.

Chatenoud L, Bach JF.
Regulatory T cells in the control of autoimmune diabetes: the case of the NOD mouse.
Int Rev Immunol. 2005;24(3-4):247-67

Chen J, Niu H, He W, Ba D.
Antitumor activity of expanded human tumor-infiltrating gammadelta T lymphocytes.
Int Arch Allergy Immunol. 2001 ; 125 : 256-263.
Chen ZW, Letvin NL.
Adaptive immune response of Vgamma2Vdelta2 T cells: a new paradigm.
Trends Immunol. 2003 ; 24(4) : 213-219.

Cheroutre H, Holcombe HR, Tangri S, Castano AR, Teitell M, Miller JE, Cardell S, Benoist C, Mathis D, Huse WD, et al.
Antigen-presenting function of the TL antigen and mouse CD1 molecules.
Immunol Rev. 1995 ; 147 : 31-52.

Chien YH, Hampl J
Antigen-recognition properties of murine gamma delta T cells.
Springer Semin Immunopathol 2000 ; 22(3): 239-250.

Chikuma S, Bluestone JA.
CTLA-4: Acting at the Synapse.
Mol Interv. 2002 ; 2(4) : 205-208.

Cho BK, Lian KC, Lee P, Brunmark A, McKinley C, Chen J, Kranz DM, Eisen HN.
Differences in antigen recognition and cytolytic activity of CD8(+) and CD8(-) T cells that express the same antigen-specific receptor.
Proc Natl Acad Sci U S A 2001 ; 98(4) : 1723-1727.

Chow, C Kasten-Sportes, J Odom, B A. Vance, B L. Christensen, C L. Mackall, R E. Gress, F T. Hakim, S A. Memon, R Cepeda, E C. Jones.
Age-dependent incidence, time course, and consequences of thymic renewal in adults.
J Clin Invest 2005 ; 115 : 930-939

Christinck ER, Luscher MA, Barber BH, Williams DB.
Peptide binding to class I MHC on living cells and quantitation of complexes required for CTL lysis.
Nature. 1991 ; 352(6330) : 67-70.

Cohen IR, Quintana FJ, Mimran A.
Tregs in T cell vaccination: exploring the regulation of regulation.
J Clin Invest. 2004 ; 114(9) : 1227-1232.

Corr M, Slanetz AE, Boyd LF, Jelonek MT, Khilko S, al-Ramadi BK, Kim YS, Maher SE, Bothwell AL, Margulies DH.
T cell receptor-MHC class I peptide interactions: affinity, kinetics, and specificity.
Science. 1994 ; 265(5174) : 946-949.

Coutinho A, Caramalho I, Seixas E, Demengeot J.
Thymic commitment of regulatory T cells is a pathway of TCR-dependent selection that isolates repertoires undergoing positive or negative selection.
Curr Top Microbiol Immunol. 2005 ; 293 : 43-71.

Cooper CJ, Turk GL, Sun M, Farr AG, Fink PJ.
Cutting edge: TCR revision occurs in germinal centers.
J Immunol. 2004 ; 173(11) : 6532-6536.

Crowe NY, Uldrich AP, Kyparissoudis K, Hammond KJ, Hayakawa Y, Sidobre S, Keating R, Kronenberg M, Smyth MJ, Godfrey DI.
Glycolipid antigen drives rapid expansion and sustained cytokine production by NK T cells.
J Immunol. 2003 ; 171(8) : 4020-4027.

Cruz D, Sydora BC, Hetzel K, Yakoub G, Kronenberg M, Cheroutre H.
An opposite pattern of selection of a single T cell antigen receptor in the thymus and among intraepithelial lymphocytes.
J Exp Med. 1998 ; 188 : 255-265.

Cui J, Shin T, Kawano T, Sato H, Kondo E, Toura I, Kaneko Y, Koseki H, Kanno M, Taniguchi M.
Requirement for Valpha14 NKT cells in IL-12-mediated rejection of tumors.
Science. 1997 ; 278(5343) : 1623-1626.

Curotto de Lafaille MA, Shen S, Olivares-Villagomez D, Camps-Ramirez M, Lafaille JJ.
Do regulatory T cells play a role in the control of homeostatic proliferation?
Int Rev Immunol. 2005;24(3-4):269-84

D'Ambrosio D, Trotta R, Vacca A, Frati L, Santoni A, Gulino A, Testi R.
Transcriptional regulation of interleukin-2 gene expression by CD69-generated signals.
Eur J Immunol 1993 ; 23(11) : 2993-2997.

Das G, Janeway CA Jr
Development of CD8alpha/alpha and CD8alpha/beta T cells in major histocompatibility complex class I-deficient mice.
J Exp Med 1999 ; 190(6) : 881-884.

Das G, Gould DS, Augustine MM, Fragoso G, Scitto E, Stroynowski I, Van Kaer L, Schust DJ, Ploegh H, Janeway CA Jr.
Qa-2-dependent selection of CD8alpha/alpha T cell receptor alpha/beta(+) cells in murine intestinal intraepithelial lymphocytes.
J Exp Med 2000 ; 192(10) : 1521-1528.

Davenport MP, Grimm MC, Lloyd AR.
A homing selection hypothesis for T-cell trafficking.
Immunol Today. 2000 ;21(7):315-7.

Davenport MP, Fazou C, McMichael AJ, Callan MF.
Clonal selection, clonal senescence, and clonal succession: the evolution of the T cell response to infection with a persistent virus.
J Immunol. 2002 ;168(7):3309-17.

Davies A, Lopez-Briones S, Ong H, O'Neil-Marshall C, Lemonnier FA, Nagaraju K, Metcalf ES, Soloski MJ.
Infection-induced expansion of a MHC Class Ib-dependent intestinal intraepithelial gammadelta T cell subset.
J Immunol. 2004 ; 172(11) : 6828-6837.

Davis CM, McLaughlin TM, Watson TJ, Buckley RH, Schiff SE, Hale LP, Haynes BF, Markert ML.
Normalization of the peripheral blood T cell receptor V beta repertoire after cultured postnatal human thymic transplantation in DiGeorge syndrome.
J Clin Immunol. 1997;17(2):167-75.

Davis DM.
Assembly of the immunological synapse for T cells and NK cells.
Trends Immunol. 2002 ;23(7):356-363.

Davis DM, Dustin ML.
What is the importance of the immunological synapse?
Trends Immunol. 2004 ;25(6):323-327.

Davis KA, Abrams B, Iyer SB, Hoffman RA, Bishop JE.
Determination of CD4 antigen density on cells: role of antibody valency, avidity, clones, and conjugation.
Cytometry 1998 ; 33(2) : 197-205.

Davis MM, Bjorkman PJ.
T cell antigen receptor genes and T cell recognition.
Nature 1988 ; 334 : 395-402.

Davis SJ, van der Merwe PA.
The immunological synapse: required for T cell receptor signalling or directing
T cell effector function?
Curr Biol. 2001 ; 11(8) : R289-291.

Day CL, Walker BD.
Progress in defining CD4 helper cell responses in chronic viral infections.
J Exp Med. 2003 ; 198(12) : 1773-1777.

Dechanet J, Merville P, Lim A, Retiere C, Pitard V, Lafarge X, Michelson S, Meric C, Hallet MM, Kourilsky P, Potaux L, Bonneville M, Moreau JF.
Implication of gammadelta T cells in the human immune response to cytomegalovirus.
J Clin Invest. 1999 ; 103(10) : 1437-1449.

De Libero G.
Tissue distribution, antigen specificity and effector functions of gamma delta T cells in human diseases.
Springer Semin Immunopathol 2000;22(3):219-38.

De Paoli P, Gennari D, Martelli P, Basaglia G, Crovatto M, Battistin S, Santini G.
A subset of gamma delta lymphocytes is increased during HIV-1 infection.
Clin Exp Immunol. 1991 ; 83(2) : 187-191.

Demotz S, Matricardi P, Lanzavecchia A, Corradin G.
A novel and simple procedure for determining T cell epitopes in protein antigens.
J Immunol Methods. 1989;122(1):67-72.

Denkberg G, Cohen CJ, Lev A, Chames P, Hoogenboom HR, Reiter Y.
Direct visualization of distinct T cell epitopes derived from a melanoma tumor-associated antigen by using human recombinant antibodies with MHC- restricted T cell receptor-like specificity.

Proc Natl Acad Sci U S A. 2002 ; 99(14) : 9421-9426

Denkberg G, Cohen CJ, Reiter Y.
Critical role for CD8 in binding of MHC tetramers to TCR: CD8 antibodies block specific binding of human tumor-specific MHC-peptide tetramers to TCR.
J Immunol. 2001 ; 167(1) : 270-276.

De Paoli P, Caffau C, D'Andrea M, Ceolin P, Simonelli C, Tirelli U, Santini G.
The expansion of CD8 lymphocytes using T cell receptor variable gene products during HIV infection.
Clin Exp Immunol. 1993 ; 94(3) : 486-489.

De Paoli P, Basaglia G, Gennari D, Crovatto M, Modolo ML, Santini G.
Phenotypic profile and functional characteristics of human gamma and delta T cells during acute toxoplasmosis.
J Clin Microbiol. 1992 ; 30(3) : 729-731.

De Paoli P, Basaglia G, Gennari D, Santini G.
Gamma delta T cells in infectious diseases.
Allergol Immunopathol (Madr). 1991 ; 19(3) : 123-127.

Depoil D, Zaru R, Guiraud M, Chauveau A, Harriague J, Bismuth G, Utzny C, Muller S, Valitutti S.
Immunological synapses are versatile structures enabling selective T cell polarization.
Immunity. 2005 ;22(2):185-94.

De Rosa SC, Lu FX, Yu J, Perfetto SP, Falloon J, Moser S, Evans TG, Koup R, Miller CJ, Roederer M.
Vaccination in humans generates broad T cell cytokine responses.
J Immunol. 2004 ; 173(9) : 5372-5380.

De Rosa SC, Mitra DK, Watanabe N, Herzenberg LA, Herzenberg LA, Roederer M.
Vdelta1 and Vdelta2 gammadelta T cells express distinct surface markers and might be developmentally distinct lineages.
J Leukoc Biol. 2001 ; 70(4) : 518-526.

De Wolf-Peeters C, Achten R.
gammadelta T-cell lymphomas: a homogeneous entity?
Histopathology. 2000 ; 36(4) : 294-305.

Dieli F, Asherson GL, Sireci G, Dominici R, Gervasi F, Vendetti S, Colizzi V, Salerno A.
gamma delta cells involved in contact sensitivity preferentially rearrange the Vγ3 region and require interleukin-7.
Eur J Immunol 1997 ; 27(1) : 206-214.

Dieli F, Troye-Blomberg M, Ivanyi J, Fournie JJ, Krensky AM, Bonneville M, Peyrat MA, Caccamo N, Sireci G, Salerno A.
Granulysin-dependent killing of intracellular and extracellular Mycobacterium tuberculosis by gamma9/Vdelta2 T lymphocytes.
J Infect Dis. 2001 ; 184 : 1082-1085.

Dieli F, Taniguchi M, Kronenberg M, Sidobre S, Ivanyi J, Fattorini L, Iona E, Orefici G, De Leo G, Russo D, Caccamo N, Sireci G, Di Sano C, Salerno A.
An anti-inflammatory role for V alpha 14 NK T cells in Mycobacterium bovis bacillus Calmette-Guerin-infected mice.
J Immunol. 2003 ; 171(4) : 1961-1968.

Dieli F, Poccia F, Lipp M, Sireci G, Caccamo N, Di Sano C, Salerno A.
Differentiation of effector/memory Vdelta2 T cells and migratory routes in lymph nodes or inflammatory sites.
J Exp Med. 2003 ; 198(3) : 391-397.

Dietrich J, Menne C, Lauritsen JP, von Essen M, Rasmussen AB, Odum N, Geisler C.
Ligand-induced TCR down-regulation is not dependent on constitutive TCR cycling.
J Immunol. 2002 ; 168(11) : 5434-5440.

DiPaolo RJ, Unanue ER.
Cutting edge: chemical dominance does not relate to immunodominance: studies of the CD4+T cell response to a model antigen.
J Immunol. 2002 ; 169(1) : 1-4.

Di Rosa F, Matzinger P.
Long-lasting CD8 T cell memory in the absence of CD4 T cells or B cells.
J Exp Med. 1996 ; 183(5) : 2153-2163.

Di Rosa F, Ramaswamy S, Ridge JP, Matzinger P.
On the lifespan of virgin T lymphocytes.
J Immunol. 1999 ; 163(3) : 1253-1257.

Douek DC, Koup RA.
Evidence for thymic function in the elderly.
Vaccine. 2000; 18:1638-41.

Drenou B, Blancheteau V, Burgess DH, Fauchet R, Charron DJ, Mooney NA.
A caspase-independent pathway of MHC class II antigen-mediated apoptosis of human B lymphocytes.
J Immunol. 1999 ; 163(8):4115-4124.

Drenou B, Fardel O, Fauchet R, Amiot L.
Flow cytometry: application for the diagnosis and the follow-up of hematological malignancies.
Ann Biol Clin (Paris). 2002 ; 60(6) : 663-672.

Dummer W, Ernst B, LeRoy E, Lee D, Surh C.
Autologous regulation of naive T cell homeostasis within the T cell compartment. J Immunol. 2001 Feb
15;166(4):2460-8.

Dunbar PR, Ogg GS, Chen J, Rust N, van der Bruggen P, Cerundolo V.
Direct isolation, phenotyping and cloning of low-frequency antigen-specific cytotoxic T lymphocytes from peripheral
blood.
Curr Biol. 1998 ; 8(7): 413-416.

Dunbar PR, Smith CL, Chao D, Salio M, Shepherd D, Mirza F, Lipp M, Lanzavecchia A, Sallusto F, Evans A,
Russell-Jones R, Harris AL, Cerundolo V.
A shift in the phenotype of melan-A-specific CTL identifies melanoma patients with an active tumor-specific immune
response. J Immunol. 2000 ; 165(11) : 6644-6652.

Dunon D, Courtois D, Vainio O, Six A, Chen CH, Cooper MD, Dangy JP, Imhof BA.
Ontogeny of the immune system: gamma/delta and alpha/beta T cells migrate from thymus to the periphery in
alternating waves.
J Exp Med. 1997 ;186(7):977-88.

Dunon D, Cooper MD, Imhof BA.
Thymic origin of embryonic intestinal gamma/delta T cells.
J Exp Med. 1999 ; 177(2) : 257-63.

Duprez V, Ferrer M, Dautry-Varsat A.
High-affinity interleukin 2 receptor alpha and beta chains are internalized and remain associated inside the cells after
interleukin 2 endocytosis.
J Biol Chem. 1992;267(26):18639-43.

Dustin ML.
Stop and go traffic to tune T cell responses.
Immunity. 2004 ; 21(3) : 305-314.

Dustin ML, Shaw AS.
Costimulation: building an immunological synapse.
Science. 1999 ; 283(5402) : 649-650.

Dustin ML.
Role of adhesion molecules in activation signaling in T lymphocytes.
J Clin Immunol. 2001 ; 21(4) : 258-263.

Dustin ML, Allen PM, Shaw AS.
Environmental control of immunological synapse formation and duration.
Trends Immunol. 2001 ; 22(4) : 192-194.

Dutoit V, Guillaume P, Cerottini JC, Romero P, Valmori D.
Dissecting TCR-MHC/peptide complex interactions with A2/peptide multimers incorporating tumor antigen peptide
variants: crucial role of interaction kinetics on functional outcomes.

Eur J Immunol. 2002 ; 32(11): 3285-3293.

Eberl M, Engel R, Beck E, Jomaa H.
Differentiation of human gamma-delta T cells towards distinct memory phenotypes.
Cell Immunol. 2002;218(1-2):1-6.

Eberl G, Brawand P, MacDonald HR
Selective bystander proliferation of memory CD4+ and CD8+ T cells upon NK T or T cell activation.
J Immunol 2000 ; 165(8): 4305-4311.

Echchakir H, Bagot M, Dorothee G, Martinvalet D, Le Gouvello S, Boumsell L, Chouaib S, Bensussan A, Mami-Chouaib F.
Cutaneous T cell lymphoma reactive CD4+ cytotoxic T lymphocyte clones display a Th1 cytokine profile and use a fas-independent pathway for specific tumor cell lysis.
J Invest Dermatol. 2000 ; 115(1) : 74-80.

Edinger M, Hoffmann P, Contag CH, Negrin RS.
Evaluation of effector cell fate and function by in vivo bioluminescence imaging.
Methods. 2003 ; 31(2) : 172-179.

Edmead CE, Lamb JR, Hoyne GF.
The T cell surface protein, CD28.
Int J Biochem Cell Biol 1997 ; 29(8-9) : 105.

Effros RB, Cai Z, Linton PJ.
CD8 T cells and aging.
Crit Rev Immunol. 2003;23(1-2):45-64.

Egan PJ, Carding SR.
Downmodulation of the inflammatory response to bacterial infection by gammadelta T cells cytotoxic for activated macrophages.
J Exp Med 2000 ; 191(12) : 2145-2158.

Ehrlich LI, Ebert PJ, Krummel MF, Weiss A, Davis MM.
Dynamics of p56lck translocation to the T cell immunological synapse following agonist and antagonist stimulation.
Immunity. 2002 ; 17(6) : 809-822.

Ernst B, Surh CD, Sprent J.
Thymic selection and cell division.
J Exp Med. 1995 ; 182(4) : 961-971.

Exley M, Garcia J, Balk SP, Porcelli S.
Requirements for CD1d recognition by human invariant Valpha24+ CD4-CD8- T cells.
J Exp Med. 1997 ; 186(1) : 109-120.

Fahrer AM, Geysen HM, White DO, Jackson DC, Brown LE.
Analysis of the requirements for class II-restricted T cell recognition of a single determinant reveals considerable diversity in the T cell response and degeneracy of peptide binding to I-Ed.
J Immunol. 1995 ; 155(6) : 2849-2857.

Fahrer AM, Konigshofer Y, Kerr EM, Ghandour G, Mack DH, Davis MM, Chien YH.
Attributes of gammadelta intraepithelial lymphocytes as suggested by their transcriptional profile.
Proc Natl Acad Sci U S A. 2001 Aug 28;98(18):10261-6.

Falk MC, NG G, Zhang GY, Fanning GC, Kamath KR, Knight JF.
Predominance of T cell receptor V delta 3 in small bowel biopsies from coeliac disease patients.
Clin Exp Immunol. 1994 ; 98(1) : 78-82.

Faroudi M, Zaru R, Paulet P, Muller S, Valitutti S.
Cutting edge: T lymphocyte activation by repeated immunological synapse formation and intermittent signaling.
J Immunol. 2003 ; 171(3) : 1128-1132.

Faro J, Velasco S, Gonzalez-Fernandez A, Bandeira A.
The impact of thymic antigen diversity on the size of the selected T cell repertoire.
J Immunol. 2004;172(4):2247-55.

Favier B, Burroughs NJ, Wedderburn L, Valitutti S.
TCR dynamics on the surface of living T cells.
Int Immunol. 2001 ; 13(12) : 1525-1532.

Ferreira C, Barthlott T, Garcia S, Zamoyska R, Stockinger B.
Differential survival of naive CD4 and CD8 T cells.
J Immunol. 2000 ; 165(7) : 3689-3694.

Feito MJ, Ballester S, Diez-Orejas R, Ojeda G, Criado G, Portoles P, Rojo JM.
CD4 dependence of activation threshold and TCR signalling in mouse T lymphocytes.
Scand J Immunol 1997 ; 45(2) : 166-174.

Ferrarini M, Ferrero E, Dagna L, Poggi A, Zocchi MR.
Human gammadelta T cells: a nonredundant system in the immune-surveillance against cancer.
Trends Immunol. 2002 ; 23 : 14-18.

Ferrick DA, King DP, Jackson KA, Braun RK, Tam S, Hyde DM, Beaman BL
Intraepithelial gamma delta T lymphocytes : sentinel cells at mucosal barriers.
Springer Semin Immunopathol 2000 ; 22 : 283-96.

Festin R, Bjorkland A, Totterman TH.
Multicolor flow cytometric analysis of the CD45 antigen provides improved lymphoid cell discrimination in bone marrow and tissue biopsies.
J Immunol Methods. 1994 ;177 : 215-224.

Fink PJ, McMahan CJ.
Lymphocytes rearrange, edit and revise their antigen receptors to be useful yet safe.
Immunol Today. 2000 ; 21(11) : 561-566.

Fink PJ.
If at first you don't succeed.
Nat Immunol. 2000 ; 1(4) : 271-272.

Foulds KE, Zenewicz LA, Shedlock DJ, Jiang J, Troy AE, Shen H.
Cutting edge: CD4 and CD8 T cells are intrinsically different in their proliferative responses.
J Immunol. 2002 ; 168(4) : 1528-1532.

Freitas AA, Rocha B.
Peripheral T cell survival.
Curr Opin Immunol. 1999 ; 11(2) : 152-156.

Friedl P, Brocker EB.
TCR triggering on the move: diversity of T-cell interactions with antigen-presenting cells.
Immunol Rev. 2002 ; 186 : 83-89.

Fry TJ, Mackall CL.
Interleukin-7: master regulator of peripheral T-cell homeostasis?
Trends Immunol. 2001 ; 22(10) : 564-571.

Gao GF, Willcox BE, Wyer JR, Boulter JM, O'Callaghan CA, Maenaka K, Stuart DI, Jones EY, Van Der Merwe PA, Bell JI, Jakobsen BK.
Classical and nonclassical class I major histocompatibility complex molecules exhibit subtle conformational differences that affect binding to CD8alphaalpha.
J Biol Chem 2000 ; 275 : 15232-15238.

Gao GF, Rao Z, Bell JI.

Molecular coordination of alphabeta T-cell receptors and coreceptors CD8 and CD4 in their recognition of peptide-MHC ligands.
Trends Immunol. 2002 ; 23(8) : 408-413

Gapin L, Cheroutre H, Kronenberg M.
Cutting edge: TCR alpha beta+ CD8 alpha alpha+ T cells are found in intestinal intraepithelial lymphocytes of mice that lack classical MHC class I molecules.
J Immunol. 1999 ; 163(8) : 4100-4104.

Gapin L, Matsuda JL, Surh CD, Kronenberg M.
NKT cells derive from double-positive thymocytes that are positively selected by CD1d.
Nat Immunol. 2001; 2: 971-978.

Garcia KC, Scott CA, Brunmark A, Carbone FR, Peterson PA, Wilson IA, Teyton L
CD8 enhances formation of stable T-cell receptor/MHC class I molecule complexes.
Nature 1996 ; 384 : 577-581.

Gascoigne NR, Zal T.
Molecular interactions at the T cell-antigen-presenting cell interface.
Curr Opin Immunol. 2004 ; 16(1) : 114-119.

Gavazzi G, Krause KH.
Ageing and infection.
Lancet Infect Dis. 2002 Nov;2(11):659-66.

Geginat J, Lanzavecchia A, Sallusto F.
Proliferation and differentiation potential of human CD8+ memory T-cell subsets in response to antigen or homeostatic cytokines.
Blood. 2003 ; 101(11) : 4260-4266.

Geisler C.
TCR trafficking in resting and stimulated T cells.
Crit Rev Immunol. 2004 ; 24(1) : 67-86

Gerber DJ, Azuara V, Levraud JP, Huang SY, Lembezat MP, Pereira P.
IL-4-producing gamma delta T cells that express a very restricted TCR repertoire are preferentially localized in liver and spleen.
J Immunol. 1999 ; 163(6) : 3076-3082.
Germain RN, Stefanova I.
The dynamics of T cell receptor signaling: complex orchestration and the key roles of tempo and cooperation.
Annu Rev Immunol 1999 ;17 : 467-522.

Germain RN.
T-cell development and the CD4-CD8 lineage decision.
Nat Rev Immunol. 2002 ; 2(5) : 309-322.

Gett AV, Hodgkin PD.
A cellular calculus for signal integration by T cells.
Nat Immunol. 2000 ; 1(3) : 239-244.

Gett AV, Sallusto F, Lanzavecchia A, Geginat J.
T cell fitness determined by signal strength.
Nat Immunol. 2003 ; 4(4) : 355-360.

Gimferrer I, Farnos M, Calvo M, Mittelbrunn M, Enrich C, Sanchez-Madrid F, Vives J, Lozano F.
The accessory molecules CD5 and CD6 associate on the membrane of lymphoid T cells.
J Biol Chem. 2003 ; 278(10) : 8564-8571.

Ginaldi L, Farahat N, Matutes E, De Martinis M, Morilla R, Catovsky D.
Differential expression of T cell antigens in normal peripheral blood lymphocytes: a quantitative analysis by flow cytometry.
J Clin Pathol. 1996 ; 49(7) : 539-544.

Girardi M, Oppenheim DE, Steele CR, Lewis JM, Glusac E, Filler R, Hobby P, Sutton B, Tigelaar RE, Hayday AC.
Regulation of cutaneous malignancy by gammadelta T cells.
Science. 2001 ; 294 : 605-609.

Glatzel A, Wesch D, Schiemann F, Brandt E, Janssen O, Kabelitz D.
Patterns of chemokine receptor expression on peripheral blood gamma delta T lymphocytes: strong expression of CCR5 is a selective feature of V delta 2/V gamma 9 gamma delta T cells.
J Immunol. 2002 ; 168(10) : 4920-4929.

Glimcher LH, Singh H.
Transcription factors in lymphocyte development--T and B cells get together.
Cell. 1999 ; 96(1) : 13-23.

Glimcher LH.
Lineage commitment in lymphocytes: controlling the immune response.
J Clin Invest. 2001 ; 108(7) : s25-s30.

Glimcher LH, Townsend MJ, Sullivan BM, Lord GM.
Recent developments in the transcriptional regulation of cytolytic effector cells.
Nat Rev Immunol. 2004 ; 4(11) : 900-911.

Godfrey DI, Hammond KJ, Poulton LD, Smyth MJ, Baxter AG.
NKT cells: facts, functions and fallacies.
Immunol Today. 2000 ; 21(11) : 573-583.

Gougeon ML, Poccia F, Boullier S
Human gamma delta T lymphocytes in HIV disease: effector functions and control by natural killer cell receptors.
Springer Semin Immunopathol 2000 ; 22(3) : 251-263.

Grakoui A, Bromley SK, Sumen C, Davis MM, Shaw AS, Allen PM, Dustin ML.
The immunological synapse: a molecular machine controlling T cell activation.
Science 1999 ; 285(5425) : 221-227.

Green JM, Karpitskiy V, Kimzey SL, Shaw AS.
Coordinate regulation of T cell activation by CD2 and CD28.
J Immunol 2000 ; 164(7): 3591-3595.

Guy-Grand D, Cerf-Bensussan N, Malissen B, Malassi-Seris M, Briottet C, Vassali P.
Two gut intraepithelial CD8+ lymphocyte populations with different T cell receptors : a role for the gut epithelium in T cell differentiation.
J Exp Med 1991; 173 : 471-481.

Hamann D, Kostense S, Wolthers KC, Otto SA, Baars PA, Miedema F, van Lier RA.
Evidence that human CD8+CD45RA+CD27- cells are induced by antigen and evolve through extensive rounds of division.
Int Immunol. 1999 ; 11(7) : 1027-1033.

Hamann D, Roos MT, van Lier RA.
Faces and phases of human CD8 T-cell development.
Immunol Today. 1999 ; 20(4) : 177-180.

Hamann D, Baars PA, Rep MH, Hooibrink B, Kerkhof-Garde SR, Klein MR, van Lier RA.
Phenotypic and functional separation of memory and effector human CD8+ T cells.
J Exp Med. 1997 ; 186(9) : 1407-1418.

Harding CV.
Class I MHC presentation of exogenous antigens.
J Clin Immunol. 1996 ; 16(2) : 90-96.

Hargreaves M, Bell EB.
Identical expression of CD45R isoforms by CD45RC+ 'revertant' memory and CD45RC+ naive CD4 T cells.

Immunology. 1997 Jul;91(3):323-30.

Hasbold J, Gett AV, Rush JS, Deenick E, Avery D, Jun J, Hodgkin PD.
Quantitative analysis of lymphocyte differentiation and proliferation in vitro using carboxyfluorescein diacetate succinimidyl ester.
Immunol Cell Biol. 1999 ; 77(6) : 516-522.

Hatzakis A, Touloumi G, Karanicolas R, Karafoulidou A, Mandalaki T, Anastassopoulou C, Zhang L, Goedert JJ, Ho DD, Kostrikis LG.
Effect of recent thymic emigrants on progression of HIV-1 disease.
Lancet. 2000 ; 355(9204) : 599-604.

Hedges JF, Lubick KJ, Jutila MA.
Gamma delta T cells respond directly to pathogen-associated molecular patterns.
J Immunol. 2005;174(10):6045-53.

Hedges JF, Graff JC, Jutila MA.
Transcriptional profiling of gamma delta T cells.
J Immunol. 2003 Nov 15;171(10):4959-64.

Heinrichs H, Orr HT.
HLA non-A,B,C class I genes: their structure and expression.
Immunol Res. 1990; 9: 265-274.

Heinzel AS, Grotzke JE, Lines RA, Lewinsohn DA, McNabb AL, Streblow DN, Braud VM, Grieser HJ, Belisle JT, Lewinsohn DM.
HLA-E-dependent presentation of Mtb-derived antigen to human CD8+ T cells.
J Exp Med. 2002 ; 196 : 1473-1481.

Heitger A, Neu N, Kern H, Panzer-Grumayer ER, Greinix H, Nachbaur D, Niederwieser D, Fink FM.
Essential role of the thymus to reconstitute naive (CD45RA+) T-helper cells after human allogeneic bone marrow transplantation.
Blood. 1997 ;90(2):850-7.

Helgeland L, Brandtzaeg P, Rolstad B, Vaage JT
Sequential development of intraepithelial gamma delta and alpha beta T lymphocytes expressing CD8 alpha beta in neonatal rat intestine: requirement for the thymus.
Immunology 1997 ; 92(4) : 447-445.

Helgeland L, Johansen FE, Utgaard JO, Vaage JT, Brandtzaeg P
Oligoclonality of rat intestinal intraepithelial T lymphocytes: overlapping TCR beta-chain repertoires in the CD4 single positive and CD4/CD8 double-positive subsets.
J Immunol 1999;162(5) : 2683-2692.

Hengel RL, Thaker V, Pavlick MV, Metcalf JA, Dennis G Jr, Yang J, Lempicki RA, Sereti I, Lane HC.
Cutting edge: L-selectin (CD62L) expression distinguishes small resting memory CD4+ T cells that preferentially respond to recall antigen.
J Immunol. 2003 ; 170(1) : 28-32.

Hess AD, Thoburn CJ, Miura Y, Bright EC.
Functionally divergent T lymphocyte responses induced by modification of a self-peptide from a tumor-associated antigen.
Clin Immunol. 2005 ; 114(3) : 307-319.

Hess AD, Thoburn CJ, Chen W, Bright AE.
Unexpected T-cell diversity in syngeneic graft-versus-host disease revealed by interaction with peptide-loaded soluble MHC class II molecules.
Transplantation. 2003 ; 75(8) : 1361-1367.

Hiltbold EM, Roche PA.
Trafficking of MHC class II molecules in the late secretory pathway.
Curr Opin Immunol. 2002 ; 14(1) : 30-35

Hiltbold EM, Poloso NJ, Roche PA.
MHC class II-peptide complexes and APC lipid rafts accumulate at the immunological synapse.
J Immunol. 2003 ; 170(3) : 1329-1338.

Hislop AD, Gudgeon NH, Callan MF, Fazou C, Hasegawa H, Salmon M, Rickinson AB.
EBV-specific CD8+ T cell memory: relationships between epitope specificity, cell phenotype, and immediate effector function.
J Immunol. 2001 ; 167(4) : 2019-2029.

Ho DD.
Viral counts count in HIV infection.
Science. 1996 ; 272(5265) : 1124-1125.

Holfmann R, Melchers F.
A genomic view of lymphocyte development.
Curr Opin Immunol. 2003 ; 15(3) : 239-245.

Holden T. Maecker, Tom Frey, Laurel E. Nomura, and Joe Trotter
Selecting Fluorochrome Conjugates for Maximum Sensitivity
Cytometry Part A 2004; 62A : 169–173.

Holt PG, Sly PD.
gammadelta T cells provide a breath of fresh air for asthma research.
Nat Med. 1999 ;5(10):1127-8.

Howland KC, Ausubel LJ, London CA, Abbas AK.
The roles of CD28 and CD40 ligand in T cell activation and tolerance.
J Immunol. 2000 ; 164(9) : 4465-4470.

Hu HM, Winter H, Urba WJ, Fox BA.
Divergent roles for CD4+ T cells in the priming and effector/memory phases of adoptive immunotherapy.
J Immunol. 2000 ; 165(8) : 4246-4253.

Hudrisier D, Kessler B, Valitutti S, Horvath C, Cerottini JC, Luescher IF.
The efficiency of antigen recognition by CD8+ CTL clones is determined by the frequency of serial TCR engagement.
J Immunol. 1998 Jul 15;161(2):553-62.

Hviid L, Akanmori BD, Loizon S, Kurtzhals JA, Ricke CH, Lim A, Koram KA, Nkrumah FK, Mercereau-Puijalon O, Behr C.
High frequency of circulating gamma delta T cells with dominance of the v(delta)1 subset in a healthy population.
Int Immunol 2000 ; 12 : 797-805.

Ichikawa Y, Shimizu H, Yoshida M, Takaya M, Arimori S.
T cells bearing gamma/delta T cell receptor and their expression of activation antigen in peripheral blood from patients with Sjogren's syndrome.
Clin Exp Rheumatol 1991 ; 9 : 603-609.

Iezzi G, Scheidegger D, Lanzavecchia A.
Migration and function of antigen-primed nonpolarized T lymphocytes in vivo.
J Exp Med. 2001 ;193(8):987-93.

Imhof BA, Dunon D, Courtois D, Luhtala M, Vainio O.
Intestinal CD8 alpha alpha and CD8 alpha beta intraepithelial lymphocytes are thymus derived and exhibit subtle differences in TCR beta repertoires.
J Immunol. 2000 ; 165(12) : 6716-6722.

Imlach S, McBreen S, Shirafuji T, Leen C, Bell JE, Simmonds P.
Activated peripheral CD8 lymphocytes express CD4 in vivo and are targets for infection by human immunodeficiency virus type 1.

J Virol. 2001 ; 75 : 11555-11564.

Irvine Purbhoo, Krogsgaard et M Davis
Direct observation of ligand recognition by T cells
Nature 2002; 419: 845

Isaacson PG.
Gastric MALT lymphoma: from concept to cure.
Ann Oncol. 1999 ; 10(6) : 637-645.

Itoh Y, Hemmer B, Martin R, Germain RN.
Serial TCR engagement and down-modulation by peptide:MHC molecule ligands: relationship to the quality of
individual TCR signaling events.
J Immunol 1999 ; 162(4) : 2073-2080.

Jager E, Salter R, Castelli C, Hohn H, Freitag K, Karbach J, Neukirch C, Necker A, Knuth A, Maeurer MJ.
Impact of antigen presentation on TCR modulation and cytokine release: implications for detection and sorting of
antigen-specific CD8+ T cells using HLA-A2 wild-type or HLA-A2 mutant tetrameric complexes.
J Immunol. 2002 ; 168(6) : 2766-2772.

Jaffe ES, Raffeld M, Medeiros LJ, Stetler-Stevenson M.
An overview of the classification of non-Hodgkin's lymphomas: an integration of morphological and phenotypical
concepts.
Cancer Res. 1992 ; 52(19 Suppl) : 5447s-5452s.

Jameson SC.
Maintaining the norm: T-cell homeostasis.
Nat Rev Immunol. 2002 ; 2(8) : 547-556.

Jameson J, Ugarte K, Chen N, Yachi P, Fuchs E, Boismenu R, Havran WL.
A role for skin gammadelta T cells in wound repair.
Science. 2002 ; 296(5568) : 747-749.

Jameson JM, Cauvi G, Witherden DA, Havran WL.
A keratinocyte-responsive gamma delta TCR is necessary for dendritic epidermal T cell activation by damaged
keratinocytes and maintenance in the epidermis.
J Immunol. 2004 ; 172: 3573-3579.

Janeway CA Jr.
Thymic selection: two pathways to life and two to death.
Immunity. 1994 ; 1(1) : 3-6.

Jason, 2000
Jason J, Buchanan I, Archibald LK, Nwanyanwu OC, Bell M, Green TA, Eick A, Han A, Razsi D, Kazembe PN,
Dobbie H, Midathada M, Jarvis WR.
 Natural T, gammadelta, and NK cells in mycobacterial, Salmonella, and human immunodeficiency virus infections.
J Infect Dis. 2000 ; 182(2) : 474-481.

Jayashankar L, Brasky KM, Ward JA, Attanasio R.
Lymphocyte modulation in a baboon model of immunosenescence.
Clin Diagn Lab Immunol. 2003 ;10(5):870-5.

Jiang H, Wu Y, Liang B, Zheng Z, Tang G, Kanellopoulos J, Soloski M, Winchester R, Goldstein I, Chess L.
An affinity/avidity model of peripheral T cell regulation.
J Clin Invest. 2005 ; 115(2) : 302-312.

Jiang H, Chess L.
An integrated view of suppressor T cell subsets in immunoregulation.
J Clin Invest. 2004 Nov;114(9):1198-208.

Jimenez E, Sacedon R, Vicente A, Hernandez-Lopez C, Zapata AG, Varas A.
Rat peripheral CD4+CD8+ T lymphocytes are partially immunocompetent thymus-derived cells that undergo post-thymic maturation to become functionally mature CD4+ T lymphocytes.
J Immunol. 2002 ; 168(10) : 5005-5013.

Jin YJ, Zhang X, Boursiquot JG, Burakoff SJ.
CD4 phosphorylation partially reverses Nef down-regulation of CD4.
J Immunol. 2004 ; 173(9) : 5495-5500.

Jones RA, Richards SJ, Roberts BE, Child JA, Scott CS.
Phenotypic switch from CD45RA+ to CD45RA- by normal blood T cells is associated with increased HLA-ABC expression for CD4+ and CD8+ populations but not for the NK-associated CD4-CD8dim+ or CD4-CD8- fractions.
Immunology. 1990 ; 70(1) : 55-60.

Judd BA, Koretzky GA.
Antigen specific T lymphocyte activation.
Rev Immunogenet. 2000 ; 2(2) : 164-174.

Julien D, Stenger S, Ernst WA, Modlin RL.
CD1 presentation of microbial nonpeptide antigens to T cells.
J Clin Invest. 1997 ; 99(9) : 2071-2074.

Kabelitz D, Wesch D.
Role of gamma delta T-lymphocytes in HIV infection.
Eur J Med Res. 2001 ; 6 : 169-174.

Kaech SM, Ahmed R. Related Articles, Links
Memory CD8+ T cell differentiation: initial antigen encounter triggers a developmental program in naive cells.
Nat Immunol. 2001 ; 2(5) : 415-422.

Kalergis AM, Boucheron N, Doucey MA, Palmieri E, Goyarts EC, Vegh Z, Luescher IF, Nathenson SG.
Efficient T cell activation requires an optimal dwell-time of interaction between the TCR and the pMHC complex.
Nat Immunol 2001 ; 2(3) : 229-234.

Karrer U, Sierro S, Wagner M, Oxenius A, Hengel H, Koszinowski UH, Phillips RE, Klenerman P.
Memory inflation: continuous accumulation of antiviral CD8+ T cells over time.
J Immunol. 2003 ; 170(4) : 2022-2029.

Kato Y, Tanaka Y, Miyagawa F, Yamashita S, Minato N.
Targeting of tumor cells for human gammadelta T cells by nonpeptide antigens.
J Immunol. 2001 ; 167 : 5092-5098.

Kawashima T, Norose Y, Watanabe Y, Enomoto Y, Narazaki H, Watari E, Tanaka S, Takahashi H, Yano I, Brenner MB, Sugita M.
Major CD8 T cell response to live bacillus Calmette-Guerin is mediated by CD1 molecules.
J Immunol. 2003 ; 170 : 5345-5348.

Kay NE, Bone N, Hupke M, Dalmasso AP.
Expansion of a lymphocyte population co-expressing T4 (CD4) and T8 (CD8) antigens in the peripheral blood of a normal adult male.
Blood. 1990 ; 75(10) : 2024-2029.

Kassiotis G, Zamoyska R, Stockinger B.
Involvement of avidity for major histocompatibility complex in homeostasis of naive and memory T cells.
J Exp Med. 2003 ; 197(8) : 1007-1016.

Kennedy JD, Pierce CW, Lake JP.
Extrathymic T cell maturation. Phenotypic analysis of T cell subsets in nude mice as a function of age.
J Immunol. 1992 ; 148(6) : 1620-1629.

Kersh GJ, Miley MJ, Nelson CA, Grakoui A, Horvath S, Donermeyer DL, Kappler J, Allen PM, Fremont DH.
Structural and functional consequences of altering a peptide MHC anchor residue.

J Immunol 2001 ; 166(5) : 3345-3354.

Kersh EN, Kaech SM, Onami TM, Moran M, Wherry EJ, Miceli MC, Ahmed R.
TCR signal transduction in antigen-specific memory CD8 T cells.
J Immunol. 2003 ; 170(11) : 5455-5463.

Kern F, Khatamzas E, Surel I, Frommel C, Reinke P, Waldrop SL, Picker LJ, Volk HD.
Distribution of human CMV-specific memory T cells among the CD8pos. subsets defined by CD57, CD27, and CD45 isoforms.
Eur J Immunol. 1999 ; 29(9) : 2908-2915.

Kessler B, Hudrisier D, Cerottini JC, Luescher IF.
Role of CD8 in aberrant function of cytotoxic T lymphocytes.
J Exp Med. 1997 ; 186(12) : 2033-2038.

Khaled AR, Durum SK.
The role of cytokines in lymphocyte homeostasis.
Biotechniques. 2002 ;Suppl: 40-45.

Khoruts A, Fraser JM.
A causal link between lymphopenia and autoimmunity.
Immunol Lett. 2005 Apr 15;98(1):23-31..

Kieper WC, Burghardt JT, Surh CD.
A role for TCR affinity in regulating naive T cell homeostasis.
J Immunol. 2004 ; 172(1) : 40-44.

Kim DT, Rothbard JB, Bloom DD, Fathman CG.
Quantitative analysis of T cell activation: role of TCR/ligand density and TCR affinity.
J Immunol 1996 ; 156(8) : 2737-2742.

Kim EJ, Hess S, Richardson SK, Newton S, Showe LC, Benoit BM, Ubriani R, Vittorio CC, Junkins-Hopkins JM, Wysocka M, Rook AH.
Immunopathogenesis and therapy of cutaneous T cell lymphoma.
J Clin Invest. 2005 ; 115(4) : 798-812.

King C, Ilic A, Koelsch K, Sarvetnick N.
Homeostatic expansion of T cells during immune insufficiency generates autoimmunity.
Cell. 2004 ; 117(2) : 265-277.

King CL, Stupi RJ, Craighead N, June CH, Thyphronitis G.
CD28 activation promotes Th2 subset differentiation by human CD4+ cells.
Eur J Immunol. 1995 ; 25(2) : 587-595.

Kobayashi H, Lu J, Celis E.
Identification of helper T-cell epitopes that encompass or lie proximal to cytotoxic T-cell epitopes in the gp100 melanoma tumor antigen.
Cancer Res. 2001 ; 61(20) : 7577-7584.

Kobayashi H, Tanaka Y, Yagi J, Toma H, Uchiyama T.
Gamma/delta T cells provide innate immunity against renal cell carcinoma.
Cancer Immunol Immunother. 2001 ; 50 : 115-124.

Komano H, Fujiura Y, Kawaguchi M, Matsumoto S, Hashimoto Y, Obana S, Mombaerts P, Tonegawa S, Yamamoto H, Itohara S, Nanno M, and Ishikawa H.
Homeostatic regulation of intestinal epithelia by intraepithelial gamma delta T cells.
Proc Natl Acad Sci 1995 ; 92 (13) : 6147-6151.

Kondo H, Uematsu M, Watanabe J, Takahashi Y, Hayashi K, Iwasaki H.
CD3+, CD4-, CD8-, TCR alpha beta-, TCR gamma delta+ granular lymphocyte proliferative disorder without lymphocytosis and Clin symptoms.
Acta Haematol 2000 ; 104(1) : 54-56.

Konno A, Okada K, Mizuno K, Nishida M, Nagaoki S, Toma T, Uehara T, Ohta K, Kasahara Y, Seki H, Yachie A, Koizumi S.
CD8alpha alpha memory effector T cells descend directly from clonally expanded CD8alpha +beta high TCRalpha beta T cells in vivo.
Blood 2002 ; 100(12) : 4090-4097.

Korb LC, Mirshahidi S, Ramyar K, Sadighi Akha AA, Sadegh-Nasseri S.
Induction of T cell anergy by low numbers of agonist ligands.
J Immunol 1999 ; 162(11) : 6401-6409.

Krogsgaard M, Huppa JB, Purbhoo MA, Davis MM.
Linking molecular and cellular events in T-cell activation and synapse formation.
Semin Immunol. 2003 ; 15(6) : 307-315.

Krangel MS.
V(D)J recombination becomes accessible.
J Exp Med. 2001 ; 193(7) : F27-30.

Krajewski AS, Myskow MW, Cachia PG, Salter DM, Sheehan T, Dewar AE.
T-cell lymphoma: morphology, immunophenotype and clinical features.
Histopathology. 1988 ; 13(1) : 19-41.

Kretowski A, Mysliwiec J, Szelachowska M, Turowski D, Wysocka J, Kowalska I, Kinalska I.
Gammadelta T-cells alterations in the peripheral blood of high risk diabetes type 1 subjects with subclinical pancreatic B-cells impairment.
Immunol Lett. 1999 ; 68(2-3) : 289-293.

Kronenberg M, Rudensky A.
Regulation of immunity by self-reactive T cells.
Nature. 2005 ; 435(7042) : 598-604.

Krummel MF, Davis MM.
Dynamics of the immunological synapse: finding, establishing and solidifying a connection.
Curr Opin Immunol. 2002 ; 14(1) : 66-74.

Kuiper HM, de Jong R, Brouwer M, Lammers K, Wijdenes J, van Lier RA.
Influence of CD28 co-stimulation on cytokine production is mainly regulated via interleukin-2.
Immunology 1994 ; 83(1) : 38-44.

Kumar V, Sercarz E.
An integrative model of regulation centered on recognition of TCR peptide/MHC complexes.
Immunol Rev 2001;182:113-21.

Kumar V, Sercarz E.
Feedback regulation of autoimmunity via TCR-centered regulation.
Int Rev Immunol. 2005;24(3-4):199-209. .

Kundig TM, Shahinian A, Kawai K, Mittrucker HW, Sebzda E, Bachmann MF, Mak TW, Ohashi PS.
Duration of TCR stimulation determines costimulatory requirement of T cells.
Immunity 1996;5(1):41-52.

Labrecque N, Whitfield LS, Obst R, Waltzinger C, Benoist C, Mathis D.
How much TCR does a T cell need?
Immunity. 2001 ; 15(1) : 71-82.

Lacombe F, Durrieu F, Briais A, Dumain P, Belloc F, Bascans E, Reiffers J, Boisseau MR, Bernard P.
Flow cytometry CD45 gating for immunophenotyping of acute myeloid leukemia.
Leukemia. 1997 ;11:1878-86.

Lafarge X, Merville P, Cazin MC, Berge F, Potaux L, Moreau JF, Dechanet-Merville J.
Cytomegalovirus infection in transplant recipients resolves when circulating gammadelta T lymphocytes expand, suggesting a protective antiviral role.

J Infect Dis. 2001 ; 184 : 533-541.

Lahn M, Kanehiro A, Takeda K, Joetham A, Schwarze J, Kohler G, O'Brien R, Gelfand EW, Born W, Kanehio A.
Negative regulation of airway responsiveness that is dependent on gammadelta T cells and independent of alphabeta T cells.
Nat Med. 1999 ; 5 : 1150-1156.

Lambert C, Genin C.
[Numération lymphocytaire absolue par cytométrie en flux : Vers une maîtrise des facteurs techniques de variation aléatoire].
Feuillets de biologie 1998 ; 34: 13-19.

Lambert C., L. Guilloux, C. Dzviga, C. Gourgaud-Massias, C. Genin.
Flow-cytometry versus Histamine release tests analysis of In vitro Basophil Degranulation in Allergy to Hymenoptera venom.
Cytometry. 2003 ; 52B(1) : 13-19.

Lambert C, Genin C.
CD3 bright T cell subset reveal γδT Cells.
Cytometry, 2004; 61B; 45-53.

Lambert C, Iobagiu C, Genin C
Enumeration of peripheral lymphocyte subsets using 6 vs 4 color staining : a clinical evaluation of a new Flowcytometer.
Cytometry B Clin Cytom. 2005 sous press

Lambert Claude, Genin C.
Unconventional CD4+CD8dim T cell subsets revealed by routine CD3/CD4/CD8 T cell analysis
J Clin Immunol 2005 sous presse

Lambert C, Iobagiu C, Genin C
Persistent Oligoclonal CD4dimCD8+T cells in peripheral blood
Cytometry B Clin Cytom. 2005; 66B : 10-17.

Landon C, Nowicki M, Sugawara S, Dennert G.
Differential effects of protein synthesis inhibition on CTL and targets in cell-mediated cytotoxicity.
Cell Immunol. 1990 ; 128(2) : 412-426.

Langenkamp A, Casorati G, Garavaglia C, Dellabona P, Lanzavecchia A, Sallusto F.
T cell priming by dendritic cells: thresholds for proliferation, differentiation and death and intraclonal functional diversification.
Eur J Immunol. 2002 ; 32(7) : 2046-2054.

Langenkamp A, Messi M, Lanzavecchia A, Sallusto F.
Kinetics of dendritic cell activation: impact on priming of TH1, TH2 and nonpolarized T cells.
Nat Immunol. 2000 ; 1(4) : 311-316.

Lanzavecchia A, Lezzi G, Viola A.
From TCR engagement to T cell activation: a kinetic view of T cell behavior.
Cell 1999 ; 96(1) : 1-4.

Lanzavecchia A, Sallusto F.
From synapses to immunological memory: the role of sustained T cell stimulation.
Curr Opin Immunol. 2000 ; 12(1) : 92-98.

Lanzavecchia A, Sallusto F.
Antigen decoding by T lymphocytes: from synapses to fate determination.
Nat Immunol. 2001 ; 2(6) : 487-492.

Le Campion A, Bourgeois C, Lambolez F, Martin B, Leaument S, Dautigny N, Tanchot C, Penit C, Lucas B.
Naive T cells proliferate strongly in neonatal mice in response to self-peptide/self-MHC complexes.

Proc Natl Acad Sci U S A. 2002 ; 99(7) : 4538-4543.

Le Campion A, Lucas B, Dautigny N, Leaument S, Vasseur F, Penit C.
Quantitative and qualitative adjustment of thymic T cell production by clonal expansion of premigrant thymocytes.
J Immunol. 2002 ; 168(4) : 1664-1671.

Ledbetter JA, Imboden JB, Schieven GL, Grosmaire LS, Rabinovitch PS, Lindsten T, Thompson CB, June CH.
CD28 ligation in T-cell activation: evidence for two signal transduction pathways.
Blood 1990 ; 75(7) : 1531-1539.

Lee JK, Stewart-Jones G, Dong T, Harlos K, Di Gleria K, Dorrell L, Douek DC, van der Merwe PA, Jones EY, McMichael AJ.
T cell cross-reactivity and conformational changes during TCR engagement.
J Exp Med. 2004 ; 200(11) : 1455-1466.

Lee KH, Holdorf AD, Dustin ML, Chan AC, Allen PM, Shaw AS.
T cell receptor signaling precedes immunological synapse formation.
Science. 2002 ; 295(5559) : 1539-1542.

Lee KH, Dinner AR, Tu C, Campi G, Raychaudhuri S, Varma R, Sims TN, Burack WR, Wu H, Wang J, Kanagawa O, Markiewicz M, Allen PM, Dustin ML, Chakraborty AK, Shaw AS.
The immunological synapse balances T cell receptor signaling and degradation.
Science. 2003 ; 302(5648) : 1218-1222.

Lee PT, Benlagha K, Teyton L, Bendelac A.
Distinct functional lineages of human V(alpha)24 natural killer T cells.
J Exp Med. 2002 Mar 4;195(5):637-41.

Lee SJ, Hori Y, Groves JT, Dustin ML, Chakraborty AK.
Correlation of a dynamic model for immunological synapse formation with effector functions: two pathways to synapse formation.
Trends Immunol. 2002 ; 23(10) : 492-499.

Lefranc MP, Rabbitts TH.
A nomenclature to fit the organization of the human T-cell receptor gamma and delta genes.
Res Immunol. 1990 Sep;141(7):615-8. No abstract available.

Lefrancois L, Puddington L.
Extrathymic intestinal T-cell development: virtual reality?
Immunol Today. 1995 ; 16(1) : 16-21.

Lefrancois L, Olson S, Masopust D.
A critical role for CD40-CD40 ligand interactions in amplification of the mucosal CD8 T cell response.
J Exp Med. 1999 ; 190(9) : 1275-1284.

Lefrancois L.
Dual personality of memory T cells.
Trends Immunol. 2002 ; 23(5) : 226-228.

Lefrancois L, Marzo A, Williams K.
Sustained response initiation is required for T cell clonal expansion but not for effector or memory development in vivo.
J Immunol. 2003 ; 171(6) : 2832-2839.

Lehner T, Mitchell E, Bergmeier L, Singh M, Spallek R, Cranage M, Hall G, Dennis M, Villinger F, Wang Y
The role of gammadelta T cells in generating antiviral factors and beta-chemokines in protection against mucosal simian immunodeficiency virus infection.
Eur J Immunol 2000 ; 30(8) : 2245-2255.

Leishman AJ, Gapin L, Capone M, Palmer E, MacDonald HR, Kronenberg M, Cheroutre H.
Precursors of functional MHC class I- or class II-restricted CD8alphaalpha(+) T cells are positively selected in the thymus by agonist self-peptides.
Immunity. 2002 ; 16 : 355-364.

Lezzi G, Scotet E, Scheidegger D, Lanzavecchia A.
The interplay between the duration of TCR and cytokine signaling determines T cell polarization.
Eur J Immunol. 1999 ; 29 : 4092-4101.

Li XC, Demirci G, Ferrari-Lacraz S, Groves C, Coyle A, Malek TR, Strom TB.
IL-15 and IL-2: a matter of life and death for T cells in vivo.
Nat Med 2001 ; 7(1) : 114-118.

Lim A, Trautmann L, Peyrat MA, Couedel C, Davodeau F, Romagne F, Kourilsky P, Bonneville M.
Frequent contribution of T cell clonotypes with public TCR features to the chronic response against a dominant EBV-derived epitope: application to direct detection of their molecular imprint on the human peripheral T cell repertoire.
J Immunol. 2000 ; 165(4) : 2001-2011.

Lim A, Baron V, Ferradini L, Bonneville M, Kourilsky P, Pannetier C.
Combination of MHC-peptide multimer-based T cell sorting with the Immunoscope permits sensitive ex vivo quantitation and follow-up of human CD8+ T cell immune responses.
J Immunol Methods. 2002 ; 261(1-2) : 177-194.

Lin T, Yoshida H, Matsuzaki G, Guehler SR, Nomoto K, Barrett TA, Green DR.
Autospecific gammadelta thymocytes that escape negative selection find sanctuary in the intestine.
J Clin Invest. 1999 ;104(9):1297-305.

Linsley PS, Greene JL, Brady W, Bajorath J, Ledbetter JA, Peach R.
Human B7-1 (CD80) and B7-2 (CD86) bind with similar avidities but distinct kinetics to CD28 and CTLA-4 receptors.
Immunite, 1994 ; 1(9) : 793-801.

Lippolis JD, Mylin LM, Simmons DT, Tevethia SS.
Functional analysis of amino acid residues encompassing and surrounding two neighboring H-2Db-restricted cytotoxic T-lymphocyte epitopes in simian virus 40 tumor antigen.
J Virol. 1995 ; 69(5) : 3134-3146.

Lippolis JD, White FM, Marto JA, Luckey CJ, Bullock TN, Shabanowitz J, Hunt DF, Engelhard VH.
Analysis of MHC class II antigen processing by quantitation of peptides that constitute nested sets.
J Immunol. 2002 Nov 1;169(9):5089-97.

Liu CP, Crawford F, Marrack P, Kappler J.
T cell positive selection by a high density, low affinity ligand.
Proc Natl Acad Sci U S A. 1998 Apr 14;95(8):4522-6.

Liu H, Rhodes M, Wiest DL, Vignali DA.
On the dynamics of TCR:CD3 complex cell surface expression and downmodulation.
Immunity 2000 ; 13(5) : 665-675.

Liu L, Foer A, Sesterhenn J, Reinhold U.
CD2-mediated stimulation of the naive CD4+ T-cell subset promotes the development of skin-associated cutaneous lymphocyte antigen-positive memory cells.
Immunology. 1996 n;88(2):207-13.

Liu Y, Xiong Y, Naidenko OV, Liu JH, Zhang R, Joachimiak A, Kronenberg M, Cheroutre H, Reinherz EL, Wang JH.
The crystal structure of a TL/CD8alphaalpha complex at 2.1 A resolution: implications for modulation of T cell activation and memory.
Immunity. 2003 ;18(2):205-15.

Lopez RD.
Human gammadelta-T cells in adoptive immunotherapy of malignant and infectious diseases.
Immunol Res. 2002 ; 26(1-3) : 207-221.

Lord GM, Lechler RI, George AJ.
A kinetic differentiation model for the action of altered TCR ligands.

Immunol Today 1999 ; 20(1) : 33-39.

Luciani F, Valensin S, Vescovini R, Sansoni P, Fagnoni F, Franceschi C, Bonafe M, Turchetti G.
A stochastic model for CD8(+)T cell dynamics in human immunosenescence: implications for survival and longevity.
J Theor Biol. 2001 ;213(4):587-97.

Luescher IF, Vivier E, Layer A, Mahiou J, Godeau F, Malissen B, Romero P.
CD8 modulation of T-cell antigen receptor-ligand interactions on living cytotoxic T lymphocytes.
Nature 1995; 373(6512) : 353-356.

Luhtala M, Lassila O, Toivanen P, Vainio O.
A novel peripheral CD4+ CD8+ T cell population: inheritance of CD8alpha expression on CD4+ T cells.
Eur J Immunol. 1997; 27:189-193.

Luider J, Cyfra M, Johnson P, Auer I.
Impact of the new Beckman Coulter Cytomics FC 500 5-color flow cytometer on a regional flow cytometry clinical laboratory service.
Lab Hematol. 2004 ; 10(2):102-108.

Macallan DC, Wallace D, Zhang Y, De Lara C, Worth AT, Ghattas H, Griffin GE, Beverley PC, Tough DF.
Rapid turnover of effector-memory CD4(+) T cells in healthy humans.
J Exp Med. 2004 ; 200(2) : 255-260.

Mackall CL, Fleisher TA, Brown MR, et al.
Age, thymopoiesis, and CD4+ T-lymphocyte regeneration after intensive chemotherapy.
N Engl J Med. 1995 ; 332 : 143-149.

Mackall CL, Bare CV, Granger LA, Sharrow SO, Titus JA, Gress RE.
Thymic-independent T cell regeneration occurs via antigen-driven expansion of peripheral T cells resulting in a repertoire that is limited in diversity and prone to skewing.
J Immunol. 1996 ;156(12):4609-16.

Madrenas J.
Differential signalling by variant ligands of the T cell receptor and the kinetic model of T cell activation.
Life Sci 1999 ; 64(9) : 717-731.

Maini MK, Casorati G, Dellabona P, Wack A, Beverley PC.
T-cell clonality in immune responses.
Immunol Today. 1999 ; 20(6) : 262-266.

Maini MK, Wedderburn LR, Hall FC, Wack A, Casorati G, Beverley PC.
A comparison of two techniques for the molecular tracking of specific T-cell responses; CD4+ human T-cell clones persist in a stable hierarchy but at a lower frequency than clones in the CD8+ population.
Immunology. 1998 ; 94(4) : 529-535.

Maini MK, Gudgeon N, Wedderburn LR, Rickinson AB, Beverley PC.
Clonal expansions in acute EBV infection are detectable in the CD8 and not the CD4 subset and persist with a variable CD45 phenotype.
J Immunol. 2000 ; 165(10) : 5729-5737.

Mak TW, Ferrick DA.
The gammadelta T-cell bridge: linking innate and acquired immunity.
Nat Med. 1998 ; 4(7) : 764-765.

Maldonado RA, Irvine DJ, Schreiber R, Glimcher LH.
A role for the immunological synapse in lineage commitment of CD4 lymphocytes.
Nature. 2004 ; 431(7008) : 527-532.

Mandy F, Bergeron M, Houle G, Bradley J, Fahey J. Impact of the international program for Quality Assessment and Standardization for Immunological Measures Relevant to HIV/AIDS: QASI. Cytometry. 2002 ; 50 : 111-116.

Manning TC, Kranz DM.
Binding energetics of T-cell receptors: correlation with immunological consequences
Immunol Today 1999 ; 20(9) : 417-422.

Manning TC, Parke EA, Teyton L, Kranz DM.
Effects of complementarity determining region mutations on the affinity of an alpha/beta T cell receptor: measuring the energy associated with CD4/CD8 repertoire skewing.
J Exp Med 1999 ; 189(3) : 461-470.

Mardiney M, Brown MR, Fleisher TA.
Measurement of T-cell CD69 expression: a rapid and efficient means to assess mitogen- or antigen-induced proliferative capacity in normals.
Cytometry 1996 ; 26(4) : 305-310.

Margulies DH.
Interactions of TCRs with MHC-peptide complexes: a quantitative basis for mechanistic models.
Curr Opin Immunol 1997 ; 9(3) : 390-395.

Margulies DH.
CD28, costimulator or agonist receptor?
J Exp Med. 2003 ; 197(8) : 949-953.

Markert ML, Alexieff MJ, Li J, Sarzotti M, Ozaki DA, Devlin BH, Sempowski GD, Rhein ME, Szabolcs P, Hale LP, Buckley RH, Coyne KE, Rice HE, Mahaffey SM, Skinner MA.
Complete DiGeorge syndrome: development of rash, lymphadenopathy, and oligoclonal T cells in 5 cases.
J Allergy Clin Immunol. 2004;113(4):734-41.

Marquez MG, Galeano A, Olmos S, Roux ME
Flow cytometric analysis of intestinal intraepithelial lymphocytes in a model of immunodeficiency in wistar rats.
Cytometry 2000 ; 41(2) : 115-122.

Martini F, Poccia F, Goletti D, Carrara S, Vincenti D, D'Offizi G, Agrati C, Ippolito G, Colizzi V, Pucillo LP, Montesano C.
Acute human immunodeficiency virus replication causes a rapid and persistent impairment of Vgamma9Vdelta2 T cells in chronically infected patients undergoing structured treatment interruption.
J Infect Dis. 2002 ; 186(6) : 847-850.

Marzio R, Mauel J, Betz-Corradin S.
CD69 and regulation of the immune function.
Immunopharmacol Immunotoxicol 1999 ; 21(3) : 565-582.

Mason K, Denney DW Jr, McConnell HM.
Myelin basic protein peptide complexes with the class II MHC molecules I-Au and I-Ak form and dissociate rapidly at neutral pH.
J Immunol. 1995 ; 154(10) : 5216-5227.

Masopust D, Vezys V, Marzo AL, Lefrancois L.
Preferential localization of effector memory cells in nonlymphoid tissue.
Science. 2001 ; 291(5512) : 2413-2417.

Masopust D, Kaech SM, Wherry EJ, Ahmed R.
The role of programming in memory T-cell development.
Curr Opin Immunol. 2004 ; 16(2) : 217-225.

Mathiot ND, Krueger R, French MA, Price P.
Percentage of CD3+CD4-CD8-gammadeltaTCR- T cells is increased HIV disease.
AIDS Res Hum Retroviruses 2001 ; 17(10) : 977-980.

Matsui K, Boniface JJ, Reay PA, Schild H, Fazekas de St Groth B, Davis MM.
Low affinity interaction of peptide-MHC complexes with T cell receptors.

Science 1991 ; 254(5039) : 1788-1791.

Matsui M, Fukuyama H, Akiguchi I, Kameyama M. 1989.
Circulating CD4+CD8+ cells in myasthenia gravis: supplementary immunological parameter for long-term prognosis.
J Neurol. 1989; 236:329-335.

Matzinger P.
The danger model: a renewed sense of self.
Science. 2002 ; 296(5566) : 301-305.

Maurice MM, Gould DS, Carroll J, Vugmeyster Y, Ploegh HL.

Positive selection of an MHC class-I restricted TCR in the absence of classical MHC class I molecules.
Proc Natl Acad Sci U S A. 2001 ; 98(13) : 7437-7442.

McCann FE, Suhling K, Carlin LM, Eleme K, Taner SB, Yanagi K, Vanherberghen B, French PM, Davis DM.
Imaging immune surveillance by T cells and NK cells.
Immunol Rev. 2002 ; 189 : 179-192.

McClanahan J, Fukushima PI, Stetler-Stevenson M
Increased peripheral blood gamma delta T-cells in patients with lymphoid neoplasia: A diagnostic dilemma in flow
cytometry.
Cytometry 1999 ; 38 : 280-285.

McDonagh M, Bell EB.
The survival and turnover of mature and immature CD8 T cells.
Immunology. 1995 ;84(4):514-20.

McFarland RD, Douek DC, Koup RA, Picker LJ.
Identification of a human recent thymic emigrant phenotype.
Proc Natl Acad Sci U S A. 2000 ; 97(8) : 4215-4220.

McMichael AJ, Rowland-Jones SL.
Cellular immune responses to HIV.
Nature. 2001 ; 410(6831) : 980-987.

McNeil LK, Evavold BD.
TCR reserve: a novel principle of CD4 T cell activation by weak ligands.
J Immunol. 2003 ; 170(3) : 1224-1230.

McVay LD, Jaswal SS, Kennedy C, Hayday A, Carding SR.
The generation of human gammadelta T cell repertoires during fetal development.
J Immunol. 1998 ; 160(12) : 5851-5860.

Mehr, 1997
Mehr R, Perelson AS, Fridkis-Hareli M, Globerson A.
Regulatory feedback pathways in the thymus.
Immunol Today. 1997 ; 18(12) : 581-585.

Miller C, Roberts SJ, Ramsburg E, Hayday AC.
Gamma delta cells in gut infection, immunopathology, and organogenesis.
Springer Semin Immunopathol. 2000 ; 22 : 297-310.

Miller MJ, Safrina O, Parker I, Cahalan MD.
Imaging the single cell dynamics of CD4+ T cell activation by dendritic cells in lymph nodes.
J Exp Med. 2004 ; 200(7) : 847-856.

Mimran A, Cohen IR.
Regulatory T cells in autoimmune diseases: anti-ergotypic T cells.
Int Rev Immunol. 2005;24(3-4):159-79.

Min H, Montecino-Rodriguez E, Dorshkind K.
Effects of aging on early B- and T-cell development.

Immunol Rev. 2005 ;205 :7-17.

Minami Y, Samelson LE, Klausner RD.
Internalization and cycling of the T cell antigen receptor. Role of protein kinase C.
J Biol Chem. 1987 ; 262(27) : 13342-13347.

Mizuki M, Tagawa S, Machii T, Shibano M, Tatsumi E, Tsubaki K, Tako H, Yokohama A, Satou S, Nojima J, Hirota T, Kitani T.
Phenotypical heterogeneity of CD4+CD8+ double-positive chronic T lymphoid leukemia.
Leukemia. 1998 ; 12(4) : 499-504.

Mogues T, Goodrich ME, Ryan L, LaCourse R, North RJ.
The relative importance of T cell subsets in immunity and immunopathology of airborne Mycobacterium tuberculosis infection in mice.
J Exp Med. 2001 ; 193 : 271-280.

Moldovan MC, Yachou A, Levesque K, Wu H, Hendrickson WA, Cohen EA, Sekaly RP.
CD4 dimers constitute the functional component required for T cell activation.
J Immunol. 2002 ; 169(11) : 6261-6268.

Mollet L, Li TS, Samri A, Tournay C, Tubiana R, Calvez V, Debre P, Katlama C, Autran B. The RESTIM and COMET Study Groups.
Dynamics of HIV-specific CD8+ T lymphocytes with changes in viral load.
J Immunol. 2000 ; 165(3) : 1692-1704.

Molne L, Corthay A, Holmdahl R, Tarkowski A.
Role of gamma/delta T cell receptor-expressing lymphocytes in cutaneous infection caused by Staphylococcus aureus.
Clin Exp. Immunologie.
Clin Exp Immunol. 2003 ; 132(2) : 209-215.

Moore TA, Moore BB, Newstead MW, Standiford TJ.
Gamma delta-T cells are critical for survival and early proinflammatory cytokine gene expression during murine Klebsiella pneumonia.
J Immunol. 2000 ; 165 : 2643-2650.

Morita CT, Mariuzza RA, Brenner MB
Antigen recognition by human gamma delta T cells: pattern recognition by the adaptive immune system.
Springer Semin Immunopathol 2000 ; 22(3) : 191-217

Morrissey PE, Lorber KM, Marcarelli M, Bia MJ, Kliger AS, Lorber MI.
Immunologic monitoring after organ transplantation: relationship between Epstein-Barr virus infection and CD19+ B cells measured by flow cytometry.
Transplant Proc. 1995 ; 27 : 1428-1430.

Mugnaini EN, Egeland T, Spurkland A, Brinchmann JE.
The T cell receptor repertoire of CD8+CD28- T lymphocytes is dominated by expanded clones that persist over time.
Clin Exp Immunol. 1999 ; 117(2) : 298-303.

Muller V, Bonhoeffer S.
Quantitative constraints on the scope of negative selection.
Trends Immunol. 2003 ; 24(3) : 132-135.

Nakamura S, Sung SS, Bjorndahl JM, Fu SM.
Human T cell activation. IV. T cell activation and proliferation via the early activation antigen EA 1.
J Exp Med. 1989 ; 169(3) : 677-689.

Nel AE.
T-cell activation through the antigen receptor. Part 1: signaling components, signaling pathways, and signal integration at the T-cell antigen receptor synapse.

J Allergy Clin Immunol. 2002 ; 109(5) : 758-770.

Nel AE, Slaughter N.
T-cell activation through the antigen receptor. Part 2: role of signaling cascades in T-cell differentiation, anergy, immune senescence, and development of immunotherapy.
J Allergy Clin Immunol. 2002 ; 109(6) : 901-915.

Nemazee D.
Receptor selection in B and T lymphocytes.
Annu Rev Immunol. 2000 ; 18 : 19-51.

Nicolas L, Monneret G, Debard AL, Blesius A, Gutowski MC, Salles G, Bienvenu J.
Human gammadelta T cells express a higher TCR/CD3 complex density than alphabeta T cells.
Clin Immunol 2001 ; 98(3) : 358-363.

Niehues T, Gulwani-Akolkar B, Akolkar PN, Tax W, Silver J.
Unique phenotype and distinct TCR V beta repertoire in human peripheral blood alpha beta TCR+, CD4-, and CD8-double negative T cells.
J Immunol. 1994 ; 152(3) : 1072-1081.

Nishio J, Suzuki M, Miyasaka N, Kohsaka H.
Clonal biases of peripheral CD8 T cell repertoire directly reflect local inflammation in polymyositis.
J Immunol. 2001 ; 167(7) : 4051-4058.

Noble A, Kemeny DM.
Do functional subsets of leukocytes arise by divergent or linear differentiation?
Immunology. 2002 ; 106(4) : 443-446.

Nokta MA, Li XD, Nichols J, Pou A, Asmuth D, Pollard RB.
Homeostasis of naive and memory T cell subpopulations in peripheral blood and lymphoid tissues in the context of human immunodeficiency virus infection.
J Infect Dis. 2001 ;183(9):1336-42.

O'Brien RL, Yin X, Huber SA, Ikuta K, Born WK.
Depletion of a gamma delta T cell subset can increase host resistance to a bacterial infection.
J Immunol 2000 ; 165(11) : 6472-6479.

Oehen S, Brduscha-Riem K.
Differentiation of naive CTL to effector and memory CTL: correlation of effector function with phenotype and cell division.
J Immunol. 1998 ; 161(10) : 5338-5346.

O'Gorman MR, Thomas J.
Isotype controls—time to let go?
Cytometry. 1999 ; 38: 78-80.

Oida T, Suzuki K, Nanno M, Kanamori Y, Saito H, Kubota E, Kato S, Itoh M, Kaminogawa S, Ishikawa H.
Role of gut cryptopatches in early extrathymic maturation of intestinal intraepithelial T cells.
J Immunol. 2000 ; 164 : 3616-3626.

Olive C, Gatenby PA, Serjeantson SW.
Persistence of gamma/delta T cell oligoclonality in the peripheral blood of rheumatoid arthritis patients.
Immunol Cell Biol. 1994 ; 72(1) : 7-11.

Ortolani C., E. Forti, E. Radin, R. Cibin, A ossarizza.
Cytofluorimetric identification of two populations of double positive (CD4+,CD8+) T lymphocytes in human peripheral blood.
Biochem Biophys Res Commun. 1993 ; 191 : 601-609.

Oshimi K.
Leukemia and lymphoma of natural killer lineage cells.
Int J Hematol. 2003 ; 78(1) : 18-23.

Oyoshi MK, Nagata H, Kimura N, Zhang Y, Demachi A, Hara T, Kanegane H, Matsuo Y, Yamaguchi T, Morio T, Hirano A, Shimizu N, Yamamoto K.
Preferential expansion of Vgamma9-JgammaP/Vdelta2-Jdelta3 gammadelta T cells in nasal T-cell lymphoma and chronic active Epstein-Barr virus infection.
Am J Pathol. 2003 May;162(5):1629-38.

Pacini S, Valensin S, Telford JL, Ladbury J, Baldari CT.
Temporally regulated assembly of a dynamic signaling complex associated with the activated TCR.
Eur J Immunol 2000 ; 30(9) : 2620-2631.

Padovan E., Casorati G, Dellabona P, Giachino C, Lanzavecchia A.
Dual receptor T-cells. Implications for alloreactivity and autoimmunity.
Ann N Y Acad Sci. 1995; 756: 66.-70

Parker CM, Groh V, Band H, Porcelli SA, Morita C, Fabbi M, Glass D, Strominger JL, Brenner MB.
Evidence for extrathymic changes in the T cell receptor gamma/delta repertoire.
J Exp Med. 1990 ; 171(5) : 1597-1612.

Pakker NG, Notermans DW, de Boer RJ, Roos MT, de Wolf F, Hill A, Leonard JM, Danner SA, Miedema F, Schellekens PT.
Biphasic kinetics of peripheral blood T cells after triple combination therapy in HIV-1 infection: a composite of redistribution and proliferation.
Nat Med. 1998 ; 4(2) : 208-214.

Palacio A, Tamariz L, Berger J, Patarca R.
Enteropathy-associated T-cell lymphoma and its immunocarcinogenic correlates: case report and review of the literature.
Crit Rev Oncog. 1998;9(1):63-81.

Park SH, Guy-Grand D, Lemonnier FA, Wang CR, Bendelac A, Jabri B.
Selection and expansion of CD8alpha/alpha(1) T cell receptor alpha/beta(1) intestinal intraepithelial lymphocytes in the absence of both classical major histocompatibility complex class I and nonclassical CD1 molecules.
J Exp Med. 1999 ; 190 : 885-890.

Pawelec G, Ouyang Q, Colonna-Romano G, Candore G, Lio D, Caruso C.
Is human immunosenescence clinically relevant? Looking for 'immunological risk phenotypes'.
Trends Immunol. 2002 ;23(7):330-2. No abstract available.

Pellegrin JL, Taupin JL, Dupon M, Ragnaud JM, Maugein J, Bonneville M, Moreau JF
Gammadelta T cells increase with Mycobacterium avium complex infection but not with tuberculosis in AIDS patients.
Int Immunol 1999 ; 11(9) : 1475-1478.

Perkins GR, Flemming CL, Kabat D, Collins MK.
The role of IL-2 interaction with p75 and p55 receptor molecules in the stimulation of cell proliferation.
Int Immunol 1993 ; 5(5) : 541-549.

Pittet MJ, Valmori D, Dunbar PR, Speiser DE, Lienard D, Lejeune F, Fleischhauer K, Cerundolo V, Cerottini JC, Romero P.
High frequencies of naive Melan-A/MART-1-specific CD8(+) T cells in a large proportion of human histocompatibility leukocyte antigen (HLA)-A2 individuals.
J Exp Med. 1999 ; 190(5) : 705-715.

Pittet MJ, Speiser DE, Valmori D, Cerottini JC, Romero P.
Cytolytic effector function in human circulating CD8+ T cells closely correlates with CD56 surface expression.
J Immunol. 2000 ; 164 : 1148-1152

Pittet MJ, Zippelius A, Valmori D, Speiser DE, Cerottini JC, Romero P.
Melan-A/MART-1-specific CD8 T cells: from thymus to tumor.

Trends Immunol. 2002 ; 23(7) : 325-328.

Plas DR, Rathmell JC, Thompson CB.
Homeostatic control of lymphocyte survival: potential origins and implications.
Nat Immunol. 2002 ; 3(6):515-521.

Plebani A, Airo P, Brugnoni D, Lebowitz M, Cattaneo R, Monafo V, Meini A, Notarangelo LD, Duse M, Ugazio AG.
Expansion of large granular lymphocyte subsets in Wiskott-Aldrich syndrome.
Haematologica. 1995 ; 80(6) : 521-525.

Polic B, Kunkel D, Scheffold A, Rajewsky K.
How alpha beta T cells deal with induced TCR alpha ablation.
Proc Natl Acad Sci U S A. 2001 ; 98(15) : 8744-8749.

Poccia F, Gougeon ML, Agrati C, Montesano C, Martini F, Pauza CD, Fisch P, Wallace M, Malkovsky M.
Innate T-cell immunity in HIV infection: the role of Vgamma9Vdelta2 T lymphocytes.
Curr Mol Med. 2002 ; 2(8) : 769-781.

Poulin JF, Viswanathan MN, Harris JM, Komanduri KV, Wieder E, Ringuette N, Jenkins M, McCune JM, Sekaly RP.
Direct evidence for thymic function in adult humans.
J Exp Med. 1999 ; 190(4) : 479-486.

Prince H.E., Golding J, York J.
Characterization of circulating CD4+ CD8+ lymphocytes in healthy individuals prompted by identification of a blood donor with a markedly elevated level of CD4+ CD8+ lymphocytes.
Clin Diagn Lab Immunol. 1994; 1:597-605.

Prince HE, York J, Jensen ER.
Phenotypic comparison of the three populations of human lymphocytes defined by CD45RO and CD45RA expression.
Cell-Immunol. 1992; 145(2): 254-262.

Prlic M, Lefrancois L, Jameson SC.
Multiple choices: regulation of memory CD8 T cell generation and homeostasis by interleukin (IL)-7 and IL-15.
J Exp Med. 2002 ; 195(12) :F49-52.

Prlic M, Blazar BR, Khoruts A, Zell T, Jameson SC.
Homeostatic expansion occurs independently of costimulatory signals.
J Immunol. 2001 ; 167(10) : 5664-5668.

Qi SY, Groves JT, Chakraborty AK.
Synaptic pattern formation during cellular recognition.
Proc Natl Acad Sci U S A. 2001 ; 98(12): 6548-6553.

Raman C.
CD5, an important regulator of lymphocyte selection and immune tolerance.
Immunol Res. 2002 ; 26(1-3) : 255- 263.

Reinhold U, Abken H.
CD4+ CD7- T cells: a separate subpopulation of memory T cells?
J Clin Immunol. 1997 ; 17(4) : 265-271.

Reiser JB, Gregoire C, Darnault C, Mosser T, Guimezanes A, Schmitt-Verhulst AM, Fontecilla-Camps JC, Mazza G, Malissen B, Housset D.
A T cell receptor CDR3beta loop undergoes conformational changes of unprecedented magnitude upon binding to a peptide/MHC class I complex.
Immunity. 2002 ; 16(3) : 345-354.

Renard V, Romero P, Vivier E, Malissen B, Luescher IF
CD8 beta increases CD8 coreceptor function and participation in TCR-ligand binding.
J Exp Med 1996 ; 184(6) : 2439-2444.

Richards SJ, Sivakumaran M, Parapia LA, Balfour I, Norfolk DR, Kaeda J, Scott CS.
A distinct large granular lymphocyte (LGL)/NK-associated (NKa) abnormality characterized by membrane CD4 and CD8 coexpression. The Yorkshire Leukaemia Group.
Br J Haematol. 1992 ; 82 : 494-501.

Robak E, Blonski JZ, Bartkowiak J, Niewiadomska H, Sysa-Jedrzejowska A, Robak T
Circulating TCR gammadelta cells in the patients with systemic lupus erythematosus.
Mediators Inflamm 1999 ; 8(6) : 305-312

Roederer M. Spectral
Compensation for Flow Cytometry: Visualization Artifacts, Limitations, and Caveats
Cytometry 2001 ; 45:194–205.

Rogers PR, Croft M.
Peptide dose, affinity, and time of differentiation can contribute to the Th1/Th2 cytokine balance.
J Immunol. 1999 ; 163(3) : 1205-1213.

Rogers PR, Dubey C, Swain SL.
Qualitative changes accompany memory T cell generation: faster, more effective responses at lower doses of antigen.
J Immunol 2000 ; 164(5) : 2338-2346.

Rojas RE, Balaji KN, Subramanian A, Boom WH
Regulation of human CD4(+) alphabeta T-cell-receptor-positive (TCR(+)) and gammadelta TCR(+) T-cell responses to Mycobacterium tuberculosis by interleukin-10 and transforming growth factor beta.
Infect Immun 1999 ; 67(12) : 6461-6472.

Rosette C, Werlen G, Daniels MA, Holman PO, Alam SM, Travers PJ, Gascoigne NR, Palmer E, Jameson SC.
The impact of duration versus extent of TCR occupancy on T cell activation: a revision of the kinetic proofreading model.
Immunity. 2001 ; 15(1) : 59-70.

Rossman MD, Carding SR.
Gamma delta T cells in asthma.
Ann Intern Med. 1996 ; 124(2) : 266-267.

Sakaguchi S, Sakaguchi N.
Regulatory T cells in immunologic self-tolerance and autoimmune disease.
Int Rev Immunol. 2005;24(3-4):211-26.

Sala P, Tonutti E, Feruglio C, Florian F, Colombatti A.
Persistent expansions of CD4+ CD8+ peripheral blood T cells.
Blood. 1993 ; 82 : 1546-1552.

Sala P, Tonutti E.
Monitoring clonal expansion in the laboratory.
Clin Exp Rheumatol. 1996 ; 14 Suppl 14 : S31-35.

Salazar-Fontana LI, Bierer BE.
T-lymphocyte coactivator molecules.
Curr Opin Hematol. 2001 ; 8(1) : 5-11.

Salerno A, Dieli F.
Role of gamma delta T lymphocytes in immune response in humans and mice.
Crit Rev Immunol. 1998 ; 18(4) : 327-357.

Sallusto F, Lenig D, Forster R, Lipp M, Lanzavecchia A.
Two subsets of memory T lymphocytes with distinct homing potentials and effector functions.
Nature. 1999 Oct 14;401(6754):708-12.

Sallusto F, Geginat J, Lanzavecchia A.
Central memory and effector memory T cell subsets: function, generation, and maintenance.
Annu Rev Immunol. 2004 ; 22 : 745-763.

Salzmann M, Bachmann MF.
Estimation of maximal affinities between T-cell receptors and MHC/peptide complexes.
Mol Immunol 1998 ; 35(2) : 65-71.

Sassada T, Reinherz EL.
A critical role for CD2 in both thymic selection events and mature T cell function.
J Immunol 2001 ; 166(4) : 2394-2403.

Savage PA, Boniface JJ, Davis MM.
A kinetic basis for T cell receptor repertoire selection during an immune response.
Immunity 1999 ; 10(4) : 485-482.

Schaerli P, Moser B.
Chemokines: control of primary and memory T-cell traffic.
Immunol Res. 2005;31(1):57-74.

Schramm CM, Puddington L, Yiamouyiannis CA, Lingenheld EG, Whiteley HE, Wolyniec WW, Noonan TC, Thrall RS.
Proinflammatory roles of T-cell receptor (TCR)gammadelta and TCRalphabeta lymphocytes in a murine model of asthma.
Am J Respir Cell Mol Biol. 2000 ; 22 : 218-225.

Schrum AG, Turka LA.
The proliferative capacity of individual naive CD4(+) T cells is amplified by prolonged T cell antigen receptor triggering.
J Exp Med. 2002 ;196(6):793-803.

Schuler T, Hammerling GJ, Arnold B.
Cutting edge: IL-7-dependent homeostatic proliferation of CD8+ T cells in neonatal mice allows the generation of long-lived natural memory T cells.
J Immunol. 2004 ; 172(1) : 15-19.

Sette A, Alexander J, Grey HM.
Interaction of antigenic peptides with MHC and TCR molecules.
Clin Immunol Immunopathol 1995 ; 6(3 Pt 2) : S168-171.

Shaw AS, Dustin ML.
Making the T cell receptor go the distance: a topological view of T cell activation.
Immunity. 1997 ; 6(4) : 361-369.

Shortman K, Scollay R.
Immunology. Death in the thymus.
Nature. 1994 ; 372(6501) : 44-45.

Shortman K.
Cellular aspects of early T-cell development.
Curr Opin Immunol. 1992 ; 4(2) : 140-146.

Sindhu ST, Ahmad R, Morisset R, Ahmad A, Menezes J.
Peripheral blood cytotoxic gammadelta T lymphocytes from patients with human immunodeficiency virus type 1 infection and AIDS lyse uninfected CD4+ T cells, and their cytocidal potential correlates with viral load.
J Virol. 2003 ; 77:1848-1855.

Skold M, Cardell S
Differential regulation of Ly49 expression on CD4+ and CD4-CD8- (double negative) NK1.1+ T cells.
Eur J Immunol 2000 ; 30(9) : 2488-2496.

Smith K, Seddon B, Purbhoo MA, Zamoyska R, Fisher AG, Merkenschlager M.
Sensory adaptation in naive peripheral CD4 T cells.
J Exp Med. 2001 ;194(9):1253-61.

Smith KA.
The interleukin 2 receptor.
Annu Rev Cell Biol 1989 ; 5 : 397-425.

Sneller MC, Dale JK, Straus SE.
Autoimmune lymphoproliferative syndrome.
Curr Opin Rheumatol. 2003 ; 15(4) : 417-421.

Sojka DK, Bruniquel D, Schwartz RH, Singh NJ.
IL-2 secretion by CD4+ T cells in vivo is rapid, transient, and influenced by TCR-specific competition.
J Immunol. 2004 ; 172(10) : 6136-6143.

Sousa J, Carneiro J.
A mathematical analysis of TCR serial triggering and down-regulation.
Eur J Immunol 2000 ; 30(11) : 3219-3227.

Spetz AL, Strominger J, Groh-Spies V.
T cell subsets in normal human epidermis.
Am J Pathol. 1996 ; 149(2) : 665-674.

Sprent J, Tough DF.
Lymphocyte life-span and memory.
Science. 1994 ; 265(5177) : 1395-1400.

Steele CR, Oppenheim DE, Hayday AC
Gamma(delta) T cells: non-classical ligands for non-classical cells.
Curr Biol 2000 ; 10(7) : R282-285.

Storek J, Lalovic BB, Rupert K, Dawson MA, Shen DD, Maloney DG.
Kinetics of B, CD4 T, and CD8 T cells infused into humans: estimates of intravascular:extravascular ratios and total body counts.
Clin Immunol. 2002 ;102(3):249-57.

Straube F, Herrmann T
Expression of functional CD8alpha Beta heterodimer on rat gamma delta T cells does not correlate with the CDR3 length of the TCR delta chain predicted for MHC class I-restricted antigen recognition.
Eur J Immunol 2000 ; 30(12) : 3562-3568.

Suh WK, Gajewska BU, Okada H, et col.
The B7 family member B7-H3 preferentially down-regulates T helper type 1-mediated immune responses.
Nat Immunol. 2003 ; 4(9) : 899-906.

Sullivan YB, Landay AL, Zack JA, Kitchen SG, Al-Harthi L.
Upregulation of CD4 on CD8+ T cells: CD4dimCD8bright T cells constitute an activated phenotype of CD8+ T cells.
Immunology. 2001 ; 103 : 270-280.

Sun J. Kavathas PB
Comparison of the roles of CD8 alpha and CD8 alpha beta in interaction with MHC class I.
J Immunol 1997 ; 159 ; 6077-6082.

Suni M.A., S.A. Ghanekar, D.W. Houck, et al.
CD4(+)CD8(dim) T lymphocytes exhibit enhanced cytokine expression, proliferation and cytotoxic activity in response to HCMV and HIV-1 antigens.
Eur J Immunol. 2001; 31:2512-2520.

Szereday L, Baliko Z, Szekeres-Bartho J.
Gamma/delta T cell subsets in patients with active Mycobacterium tuberculosis infection and tuberculin anergy.
Clin Exp Immunol. 2003 ; 131(2) : 287-291.

Tai XG, Toyooka K, Yashiro Y, Abe R, Park CS, Hamaoka T, Kobayashi M, Neben S, Fujiwara H.
CD9-mediated costimulation of TCR-triggered naive T cells leads to activation followed by apoptosis.
J Immunol. 1997 ; 159(8) : 3799-3807.

Tanchot C, Rosado MM, Agenes F, Freitas AA, Rocha B.
Lymphocyte homeostasis.
Semin Immunol. 1997 ; 9(6) : 331-337.

Tanchot C, Rocha B.
Peripheral selection of T cell repertoires: the role of continuous thymus output.
J Exp Med. 1997 ; 186(7) : 1099-1106.

Tanchot C, Lemonnier FA, Perarnau B, Freitas AA, Rocha B.
Differential requirements for survival and proliferation of CD8 naive or memory T cells.
Science. 1997 ; 276(5321) : 2057-2062.

Tanchot C, Barber DL, Chiodetti L, Schwartz RH.
Adaptive tolerance of CD4+ T cells in vivo: multiple thresholds in response to a constant level of antigen presentation.
J Immunol. 2001 ; 167(4) : 2030-2039.

Task Force of BCSH. Guidelines for the enumeration of CD4+ T lymphocytes in immunosuppressed individuals.
CD4+ T lymphocyte Working Party.
Haematology Clin Lab Haematol. 1997 ; 19 : 231-241.

Teh HS, Kisielow P, Scott B, Kishi H, Uematsu Y, Bluthmann H, von Boehmer H.
Thymic major histocompatibility complex antigens and the alpha beta T-cell receptor determine the CD4/CD8 phenotype of T cells.
Nature. 1988 ; 335(6187) : 229-233.

The NIAID DAIDS New Technologies Evaluation Group. Reimann KA, O'Gorman MR, Spritzler J, Wilkening CL, Sabath DE, Helm K, Campbell DE.
Multisite comparison of CD4 and CD8 T-lymphocyte counting by single- versus multiple-platform methodologies: evaluation of Beckman Coulter flow-count fluorospheres and the tetraONE system.
Clin Diagn Lab Immunol. 2000 ; 7 : 344-351.

Thibault G, Bardos P.
Compared TCR and CD3 epsilon expression on alpha beta and gamma delta T cells. Evidence for the association of two TCR heterodimers with three CD3 epsilon chains in the TCR/CD3 complex.
J Immunol. 1995 ; 154(8) : 3814-3820.

Tomiyama H, Matsuda T, Takiguchi M.
Differentiation of human CD8(+) T cells from a memory to memory/effector phenotype.
J Immunol. 2002 ; 168(11) : 5538-5550.

Tonutti E., P. Sala, C. Feruglio, Z. Yin, A. Colombatti.
Phenotypic heterogeneity of persistent expansions of CD4+ CD8+ T cells.
Clin Immunol Immunopathol. 1994 ; 73 : 312-320.

Toro JR, Beaty M, Sorbara L, Turner ML, White J, Kingma DW, Raffeld M, Jaffe ES.
Gamma delta T-cell lymphoma of the skin: a clinical, microscopic, and molecular study.
Arch Dermatol 2000 ; 136 : 1024-1032.

Tough DF, Sprent J.
Lifespan of lymphocytes.
Immunol Res. 1995 ; 14(1) : 1-12.

Tough DF, Sprent J.
Lifespan of gamma/delta T cells.
J Exp Med. 1998 ;187(3):357-65.

Tough DF, Sprent J.
Turnover of naive- and memory-phenotype T cells.
J Exp Med. 1994 ;179(4):1127-35.

Tough DF.
Deciphering the relationship between central and effector memory CD8+ T cells.

Trends Immunol. 2003 ; 24(8) : 404-407.

Troy AE, Shen H.
Cutting edge: homeostatic proliferation of peripheral T lymphocytes is regulated by clonal competition.
J Immunol. 2003 ; 170(2) : 672-676.

Troye-Blomberg M, Worku S, Tangteerawatana P, Jamshaid R, Soderstrom K, Elghazali G, Moretta L, Hammarstrom M, Mincheva-Nilsson L
Human gamma delta T cells that inhibit the in vitro growth of the asexual blood stages of the Plasmodium falciparum parasite express cytolytic and proinflammatory molecules.
Scand J Immunol 1999 D ; 50(6) : 642-650.

Ulrik CS.
Peripheral eosinophil counts as a marker of disease activity in intrinsic and extrinsic asthma.
Clin Exp Allergy. 1995 ;25: 820-827.

Valitutti S, Muller S, Cella M, Padovan E, Lanzavecchia A.
Serial triggering of many T-cell receptors by a few peptide-MHC complexes.
Nature. 1995 ; 375(6527) : 148-151.
Comment in: Nature. 1995 May 11;375(6527):104.

Valitutti S, Muller S, Dessing M, Lanzavecchia A.
Different responses are elicited in cytotoxic T lymphocytes by different levels of T cell receptor occupancy.
J Exp Med. 1996 ; 183(4) : 1917-1921.

Valitutti S, Muller S, Salio M, Lanzavecchia A.
Degradation of T cell receptor (TCR)-CD3-zeta complexes after antigenic stimulation.
\J Exp Med 1997 ; 185(10) : 1859-1864

Van Blerk M, Bernier M, Bossuyt X, Chatelain B, D'Hautcourt JL, Demanet C, Kestens L, Van Bockstaele D, Crucitti T, Libeer JC.
National external quality assessment scheme for lymphocyte immunophenotyping in Belgium.
Clin Chem Lab Med. 2003 ; 41 : 323-330.

van Meerwijk JP, Bianchi T, Marguerat S, MacDonald HR.
Thymic lineage commitment rather than selection causes genetic variations in size of CD4 and CD8 compartments.
J Immunol. 1998;160(8):3649-54.

van der Merwe PA, Bodian DL, Daenke S, Linsley P, Davis SJ.
CD80 (B7-1) binds both CD28 and CTLA-4 with a low affinity and very fast kinetics.
 J Exp Med 1997; 185(3) : 393-403.
van Der Merwe PA, Davis SJ.
Immunology. The immunological synapse--a multitasking system.
Science. 2002 ; 295(5559) : 1479-1480.

Vignali DA.
The interaction between CD4 and MHC class II molecules and its effect on T cell function.
Behring Inst Mitt 1994 ; (94) : 133-147.

Vlad G, Cortesini R, Suciu-Foca N.
 License to heal: bidirectional interaction of antigen-specific regulatory T cells and tolerogenic APC.
J Immunol. 2005 ; 174(10) : 5907-5914.

von Boehmer H, Hafen K.
The life span of naive alpha/beta T cells in secondary lymphoid organs.
J Exp Med. 1993 ; 177(4):891-6.

von Boehmer H.
T-cell lineage fate: instructed by receptor signals?
Curr Biol 2000 ;10(17) : R642-645.

von Essen M, Menne C, Nielsen BL, Lauritsen JP, Dietrich J, Andersen PS, Karjalainen K, Odum N, Geisler C.

The CD3 gamma leucine-based receptor-sorting motif is required for efficient ligand-mediated TCR down-regulation.
J Immunol. 2002 ; 168(9) : 4519-4523.

von Essen M, Bonefeld CM, Siersma V, Rasmussen AB, Lauritsen JP, Nielsen BL, Geisler C.
Constitutive and ligand-induced TCR degradation.
J Immunol. 2004 ; 173(1) : 384-393.

Waldrop SL, Davis KA, Maino VC, Picker LJ.
Normal human CD4+ memory T cells display broad heterogeneity in their activation threshold for cytokine synthesis.
J Immunol 1998 ; 161(10) : 5284-5295.

Wallace DL, Matear PM, Davies DC, Hicks R, Lebosse C, Eyeson J, Beverley PC, Vyakarnam A.
CD7 expression distinguishes subsets of CD4(+) T cells with distinct functional properties and ability to support replication of HIV-1.
Eur J Immunol. 2000 ; 30(2) : 577-585.

Wallace DL, Zhang Y, Ghattas H, Worth A, Irvine A, Bennett AR, Griffin GE, Beverley PC, Tough DF, Macallan DC.
Direct measurement of T cell subset kinetics in vivo in elderly men and women.
J Immunol. 2004 ; 173(3) : 1787-1794.

Wang B, Chun T, Wang CR.
Comparative contribution of CD1 on the development of CD4+ and CD8+ T cell compartments.
J Immunol. 2000;164(2):739-45.

Wang Q, Malherbe L, Zhang D, Zingler K, Glaichenhaus N, Killeen N.
CD4 promotes breadth in the TCR repertoire.
J Immunol. 2001 ; 167(8) : 4311-4320.

Wang B, Sharma A, Maile R, Saad M, Collins EJ, Frelinger JA.
Peptidic termini play a significant role in TCR recognition.
J Immunol. 2002 ; 169(6) : 3137-3145.

Warrington K.J., S. Takemura, J.J. Goronzy, C.M. Weyand.
CD4+CD28- T cells in rheumatoid arthritis patients combine features of the innate and adaptive immune systems.
Arthritis Rheum 2001; 44:13-20.

Weerkamp F, de Haas EF, Naber BA, Comans-Bitter WM, Bogers AJ, van Dongen JJ, Staal FJ.
Age-related changes in the cellular composition of the thymus in children.
J Allergy Clin Immunol. 2005 ; 115(4) : 834-840.

Wei X, Ghosh SK, Taylor ME, Johnson VA, Emini EA, Deutsch P, Lifson JD, Bonhoeffer S, Nowak MA, Hahn BH, et al.
Viral dynamics in human immunodeficiency virus type 1 infection.
Nature. 1995 ; 373(6510) : 117-122.

Weiss L, Roux A, Garcia S, Demouchy D, Haeffner-Cavaillon N, Kazatchkine MD, Gougeon ML.
Persistent expansion, in a human immunodeficiency virus-infected person, of V beta-restricted CD4+CD8+ T lymphocytes that express cytotoxicity-associated molecules and are committed to produce interferon-gamma and tumor necrosis factor-alpha.
J Infect Dis. 1998; 178:1158-62.

Weninger W, Crowley MA, Manjunath N, von Andrian UH.
Migratory properties of naive, effector, and memory CD8(+) T cells.
J Exp Med. 2001 ; 194(7) : 953-966.

Wetzel SA, McKeithan TW, Parker DC.
Live-cell dynamics and the role of costimulation in immunological synapse formation.
J Immunol. 2002 ; 169(11) : 6092-6101.

Whitby L, Granger V, Storie I, Goodfellow K, Sawle A, Reilly JT, Barnett D. Quality control of CD4+ T-lymphocyte enumeration: results from the last 9 years of the United Kingdom National External Quality Assessment Scheme for Immune Monitoring (1993-2001). Cytometry. 2002 ; 50 : 102-10.

Williams CB, Engle DL, Kersh GJ, Michael White J, Allen PM.
A kinetic threshold between negative and positive selection based on the longevity of the T cell receptor-ligand complex.
J Exp Med 1999 ; 189(10) : 1531-1544.

Wilson DB, Wilson DH, Schroder K, Pinilla C, Blondelle S, Houghten RA, Garcia KC.
Specificity and degeneracy of T cells.
Mol Immunol. 2004 ; 40(14-15) : 1047-1055.

Witt CM, Robey EA.
Thymopoiesis in 4 dimensions.
Semin Immunol. 2005 ; 17(1) : 95-102.

Wong KF, Yip SF, So CC, Lau GT, Yeung YM.
Cytomegalovirus infection associated with clonal proliferation of T-cell large granular lymphocytes: causal or casual?
Cancer Genet Cytogenet. 2003 ; 142(1) : 77-79.

Wooldridge L, van den Berg HA, Glick M, Gostick E, Laugel B, Hutchinson SL, Milicic A, Brenchley JM, Douek DC, Price DA, Sewell AK.
Interaction between the CD8 coreceptor and MHC class I stabilizes TCR-antigen complexes at the cell surface.
J Biol Chem. 2005 ; 280(30) : 27491-27501.

Wright DH.
Enteropathy associated T cell lymphoma.
Cancer Surv. 1997 ; 30 : 249-261.

Yamada K, Kimura Y, Nishimura H, Namii Y, Murase M, Yoshikai Y.
Characterization of CD4+ CD8alphaalpha+ and CD4-CD8alphaalpha+ intestinal intraepithelial lymphocytes in rats.
Int Immunol 1999 ; 11(1) : 21-28.

Yang H, Reinherz EL.
Dynamic recruitment of human CD2 into lipid rafts. Linkage to T cell signal transduction.
J Biol Chem. 2001 ; 276(22) : 18775-18785.

Yang JQ, Saxena V, Xu H, Van Kaer L, Wang CR, Singh RR.
Repeated alpha galactosylceramide administration results in expansion of NK T cells and alleviates inflammatory dermatitis in MRL-lpr/lpr mice.
J Immunol. 2003 ; 171(8) : 4439-4446.

Yasutomo K, Lucas B, Germain RN.
TCR signaling for initiation and completion of thymocyte positive selection has distinct requirements for ligand quality and presenting cell type.
J Immunol. 2000 ; 165(6) : 3015-3022.

Yasutomo K, Doyle C, Miele L, Fuchs C, Germain RN.
The duration of antigen receptor signalling determines CD4+ versus CD8+ T-cell lineage fate.
Nature. 2000 ; 404(6777) : 506-5 10.
Erratum in: Nature 2000 Sep 7;407(6800):110.

Ye P, Kirschner DE.
Measuring emigration of human thymocytes by T-cell receptor excision circles.
Crit Rev Immunol. 2002 ; 22(5-6) : 483-497.

Yin Z, Craft J
gamma delta T cells in autoimmunity.
Springer Semin Immunopathol 2000 ; 22(3) : 311-320.

Yoshikai Y
The interaction of intestinal epithelial cells and intraepithelial lymphocytes in host defense.
Immunol Res 1999 ; 20(3) : 219-235.

Ziegler HK.

The role of gamma/delta T cells in immunity to infection and regulation of inflammation.
Immunol Res. 2004 ; 29(1-3) : 293-302.

Zimmermann C, Prevost-Blondel A, Blaser C, Pircher H.
Kinetics of the response of naive and memory CD8 T cells to antigen: similarities and differences.
Eur J Immunol 1999 ; 29(1) : 284-290.

Zloza A, Sullivan YB, Connick E, Landay AL, Al-Harthi L.

CD8+ T cells that express CD4 on their surface (CD4dimCD8bright T cells) recognize an antigen-specific target, are detected in vivo, and can be productively infected by T-tropic HIV.

Blood. 2003; 102 : 2156-2164.

Zuany-Amorim C, Ruffie C, Haile S, Vargaftig BB, Pereira P, Pretolani M.
Requirement for gammadelta T cells in allergic airway inflammation.
Science 1998 ; 280(5367) : 1265-1267.

Zuckermann FA, Husmann RJ.
Functional and phenotypic analysis of porcine peripheral blood CD4/CD8 double-positive T cells.
Immunology. 1996 ; 87(3) : 500-512.

Zuckermann FA.
Extrathymic CD4/CD8 double positive T cells.
Vet Immunol Immunopathol. 1999 ; 72(1-2) : 55-66.

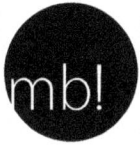

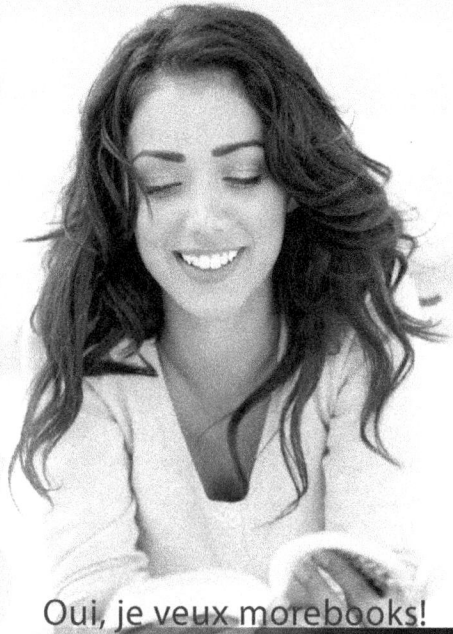

www.ingramcontent.com/pod-product-compliance
Lightning Source LLC
Chambersburg PA
CBHW021057210326
41598CB00016B/1241